Physiomanager

Benutzerhandbuch

Udo Wolf

Physiomanager

Version 1.0

Benutzerhandbuch

URBAN & FISCHER
München • Jena

Zuschriften und Kritik an:
Urban & Fischer Verlag, Lektorat Fachberufe, Karlstraße 45, 80333 München

Copyrights und Warenzeichen

Windows NT, Windows 95/98/ME sowie Windows 2000 sind eingetragene Warenzeichen der Microsoft Corp. FileMaker ist eingetragenes Warenzeichen der Firma FileMaker Inc.

Alle anderen Programmnamen, die in diesem Handbuch verwendet werden, sind ebenfalls eingetragene Warenzeichen der jeweiligen Hersteller und dürfen nicht gewerblich oder in sonstiger Weise verwendet werden. Irrtümer sind grundsätzlich vorbehalten.

Alle angegebenen Daten dienen der Produktbeschreibung. Sie sind in keinem Fall als zugesicherte Eigenschaft des Programms im Rechtssinne zu verstehen. Die in den Abbildungen genannten Namen sind frei erfunden und bezeichnen keinesfalls evtl. lebende oder verstorbene Personen gleichen Namens.

Programmidee: Udo Wolf, Marburg
Entwicklung und Handbuch: s | t | m Verlagsdienstleistungen GbR, Bad Waldsee
Herstellung: Detlef Mädje, München
Umschlaggestaltung: prepress ulm GmbH, Ulm
Druck und Verarbeitung: Bosch Druck GmbH, Landshut

Printed in Germany
ISBN 3-437-47100-7

Aktuelle Informationen finden Sie im Internet unter der Adresse:
Urban & Fischer: http://www.urbanfischer.de

Inhaltsverzeichnis

Danksagung

Ich danke den folgenden Personen bei der Programmerstellung und Realisierung bzw. Mitarbeit am Physiomanager:

- Physiotherapeuten der Uniklinik Marburg
- B. Kolster, Marburg
- M. Hirsch, Marburg
- M. Kortenhaus, s | t | m Verlagsdienstleistungen GbR

Udo Wolf, Februar 2002

Hinweis

Die vorliegende Software wurde mit größter Sorgfalt hergestellt und getestet. Nach dem heutigen Stand der Technik ist es jedoch nicht möglich, Computersoftware so zu erstellen, dass sie mit allen Hardwarekombinationen und Betriebssystemen fehlerfrei arbeitet. Daher kann der Verlag keine Gewährleistung dafür übernehmen, dass die Programme alle Anforderungen des Nutzers erfüllen, bzw. für Fehler oder Schäden infolge Nutzung dieser Programme haften.

Das Programm darf ausschließlich aufgrund der Lizenzbestimmungen, die auf der CD-ROM gespeichert sind, benutzt werden.

1 Einführung

1.1 Inhalt des Handbuchs

Herzlichen Dank, dass Sie sich für den Physiomanager entschieden haben, um die Befunde Ihrer Patienten und Ihre Maßnahmen zu dokumentieren. Das Hauptaugenmerk bei der Entwicklung dieses Programms lag auf der Möglichkeit, Befunde – auch über mehrere Behandlungen hinweg – schnell zu dokumentieren und die wesentlichen Untersuchungsergebnisse dem verordnenden Arzt zukommen zu lassen.
In den folgenden Kapiteln werden die Möglichkeiten und die einzelnen Funktionen des Programms ausführlich erklärt. Parallel dazu gibt es im Programm selbst eine Online-Hilfe (Fragezeichen in den Bildschirmansichten), die einzelne Funktionen stichwortartig erläutert, sodass Sie sich an Ort und Stelle über die wesentlichen Funktionen informieren können.

1.2 Dokumentationspflicht des Physiotherapeuten

Die Forderung nach Dokumentation und Qualitätssicherung betrifft zwar in erster Linie produzierende Betriebe, gehört jedoch auch bei Dienstleistungsunternehmen in immer stärkerem Ausmaß zum Alltag. Der medizinische Bereich bildet hierbei keine Ausnahme. Auch Ärzte organisieren sich mehr und mehr in Qualitätszirkeln oder sind verpflichtet, qualitätssichernde Maßnahmen durchzuführen. Die Physiotherapie unterliegt zwar noch nicht einer globalen Dokumentationspflicht für jede einzelne Behandlung, aber der Weg geht eindeutig in diese Richtung. In den EAP-Zentren sind Dokumentationen schon seit langem Pflicht, in den Kliniken ist die Dokumentation auch der physiotherapeutischen Leistungen häufig Gegenstand der Überprüfung durch den Medizinischen Dienst der Krankenkassen – und im ambulanten Bereich ist mit Inkrafttreten des neuen Heilmittelkatalogs ebenfalls das Berichtwesen zwingend eingeführt worden. Ferner ist damit zu rechnen, dass die Kostenträger künftig bevorzugt mit zertifizierten Praxen Verträge abschließen werden. Der Physiomanager unterstützt Sie bei dieser Dokumentationspflicht, indem er es ermöglicht, jeden Untersuchungsbefund zu dokumentieren und über mehrere Behandlungen hinweg einen Verlaufsbericht auszugeben. Dieser enthält die Befunde/Ergebnisse von vorher festgelegten Verlaufsuntersuchungen bzw. -behandlungen und ermöglicht damit eine Aussage über die Effektivität der Therapie.

2 Startvorbereitungen

Für die Arbeit mit dem Physiomanager genügt ein einfacher Rechner der »Office«-Klasse (genaue Hardeware-Voraussetzungen s.u.). Allerdings sollten Sie beachten, dass bei intensiver Nutzung des Programms viele Daten gespeichert werden und ein leistungsfähiger Rechner mit großer Festplatte die Arbeit erleichtert. Im Folgenden werden die einzelnen Voraussetzungen an Ihren Rechner dargestellt und die Installation des Programms beschrieben.

2.1 Hardware

Prozessor. Möglich ist der Einsatz des Programms ab einem 486-Prozessor mit 33 MHz, sinnvoller und empfehlenswert ist aber ein Pentium-Prozessor. Ein Apple Macintosh sollte mindestens ein Power Macintosh oder Mac-OS-Computer mit einem PPC-601-Prozessor sein.

Arbeitsspeicher. Die absolute Minimalkonfiguration sind 32 MByte RAM, für beide Betriebssysteme (Windows und Mac OS) sind jedoch mindestens 64 MByte RAM empfehlenswert, damit Sie zügig arbeiten können.

Festplattenspeicher. Das Programm selbst benötigt auf Windows ca. 20 MByte Speicherplatz auf der Festplatte, auf dem Macintosh ca. 24 MByte. Die vom Programm gespeicherten Daten erfordern weiteren Festplattenplatz, die vor allem von der Anzahl der angelegten Datensätze und der Menge der in den Datensätzen eingegebenen Texte abhängt. Als grober Richtwert kann dabei angenommen werden, dass 100 Datensätze in einer Datei ca. 150–250 KByte Festplattenplatz benötigen.

Netzwerkkarte. Eine Netzwerkkarte ist nur dann notwendig, wenn Sie das Programm auf mehreren Rechnern gleichzeitig betreiben wollen und die Netzwerkfähigkeit des Programms mit dem FileMaker Pro Server bzw. Einzelplatzlizenzen nachgerüstet haben (s.u.). Grundsätzlich ist dabei eine TCP/IP-Netzwerkkarte sowohl für ein Windows-Betriebssystem als auch für das Mac OS empfohlen. In gemischten Netzwerken muss eine TCP/IP-Netzwerkkarte benutzt werden; für die jeweilige Netzwerkkarte muss der entsprechende Treiber installiert sein.

Grafik. Die Grafikkarte sollte den HighColor-Modus unterstützen, für die Auflösung sind 1024 x 768 Bildpunkte empfohlen, weil sonst Teile der Programmbildschirme nicht sichtbar sind.

Peripherie. Für die Installation des Programms benötigen Sie ein CD- oder DVD-Laufwerk, für die Ausgabe der Berichte einen an das System angeschlossenen und konfigurierten Drucker.

2.2 Betriebssystem

Mindestanforderung für den Physiomanager ist Windows 95 mit Internet Explorer 4.0 bzw. Windows NT 4.0 mit Service Pack 3 bzw. das Macintosh OS ab Version 8.1.
Auch bei installiertem Netzwerk Ihres Betriebssystems kann der Physiomanager in der vorliegenden Version nicht im Netz betrieben werden, d.h. die Daten können auf anderen Arbeitsplätzen nicht gesehen oder bearbeitet werden. Es ist aber möglich, die Dateien des Physiomanager mit einer Vollversion des FileMaker-Servers zu betreiben, sodass diese Netzwerkfähigkeit nachgerüstet werden kann.

2.3 Installation

Unter Installation versteht man das Einrichten des Programms auf Ihrem Computer, sodass Sie es jederzeit aufrufen und Daten damit erstellen und speichern können. Ist das Programm einmal installiert, sind die Dateien auf der CD während des Arbeitens mit dem Programm nicht mehr notwendig.

Es ist zwar möglich, das Programm von der CD aus zu starten, es wird aber von der CD aus nicht vollständig funktionieren und es können keine Daten auf der CD gespeichert werden!

Um den Physiomanager auf Ihrem Rechner zu installieren, müssen Sie auf einem Apple Macintosh lediglich die Programmdateien, die auf der CD gespeichert sind, in ein beliebiges Verzeichnis Ihrer Festplatte kopieren. Beim ersten Start des Physiomanager wird das Programm dann auf Ihrem Rechner eingerichtet. Für das Windows-Betriebssystem ist ein Installationsprogramm auf der CD enthalten, das Ihnen bei der Installation der Dateien in einen Ordner Ihrer Wahl behilflich ist. Starten Sie dieses Installationsprogramm mit einem Doppelklick auf Setup. Auch hier wird das Programm beim ersten Starten des Physiomanagers an Ihren Rechner angepasst.
Der Physiomanager benötigt mehreren Dateien, die alle entweder für die Programmfunktion wichtig sind oder Ihre eingegebenen Daten aufnehmen. Das Löschen oder

Umbenennen auch nur einer dieser Dateien führt dazu, dass das Programm nicht mehr voll funktionsfähig ist und die ggf. bereits eingegebenen Daten verloren gehen. Evtl. gelöschte Dateien können zwar durch eine Neuinstallation von CD wieder hergestellt werden – das betrifft aber nur eine Datei ohne Datensätze, nicht die von Ihnen bereits eingegebenen Daten.

Die im Ordner des Physiomanager gespeicherten Dateien sind alle für den ordnungsgemäßen Betrieb des Programms notwendig. Sie dürfen nicht gelöscht und ihre Namen nicht verändert werden.

2.4 Netzwerk

Der Physiomanager ist mit dem Programm FileMaker 5.5 der Firma FileMaker Inc. entwickelt worden. Bei der Ihnen vorliegenden Version des Physiomanagers handelt es sich um eine Runtime-Version von FileMaker, die nicht netzwerkfähig ist. Wenn Sie jedoch eine Vollversion von FileMaker Pro oder FileMaker Pro Server besitzen, können Sie den Physiomanager auch im Netzwerk betreiben. Dann müssen aber auch FileMaker-Pro-Lizenzen für jeden Rechner vorhanden sein, mit dem auf die Daten zugegriffen wird.

Um den Physiomanager im Netzwerk betreiben zu können, muss eine entsprechende Anzahl von FileMaker-Pro-Lizenzen und evtl. eine Lizenz von FileMaker-Pro-Server vorhanden sein.

Weitere Informationen finden Sie z.B. auf der FileMaker-Internetseite unter www.filemaker.de.

3 Erste Schritte

3.1 Überblick

Nach der Installation (s. 2.3) starten Sie das Programm auf einem IBM-kompatiblen PC bitte mit einem Doppelklick auf Physiomanager.exe, auf einem Apple Macintosh mit einem Doppelklick auf Physiomanager.
Wenn das Dialogfenster zur Eingabe eines Passwortes erscheint, geben Sie bitte das Passwort der Ebene 1 in das Feld ein und klicken dann auf »OK«. Das Ändern der Passwörter ist im Kap. 3.2 ab S. 11 beschrieben. Die Passwörter finden Sie auf S. 75 dieses Handbuchs.

Der Physiomanager öffnet selbstständig weitere Dateien, die für die Ausführung des Programms wesentlich sind. Diese Dateien werden als minimierte Fenster unten am Bildschirm angezeigt und immer dann vom Programm aufgerufen, wenn ihre Inhalte benötigt werden oder etwas eingetragen werden soll.

Alle Daten, die Sie im Programm eingeben, werden von diesem auf mehrere Dateien verteilt und dort gespeichert. Diese Dateien werden automatisch immer dann geöffnet, wenn Sie gerade benötigt werden. Ein manuelles Zugreifen auf diese Dateien, z.B. um ein Untersuchungsdetail einzugeben, ist nicht notwendig, sondern die Inhalte der Dateien werden in relativ wenigen Programmfenstern – meist in Form von Eingabelisten – angezeigt. Die Aufteilung der Programmfunktionen auf die Hauptregister des Programms und wo diese Funktionen in diesem Handbuch beschrieben werden, ist in **Tab. 1** wiedergegeben.

Tab. 1: Hauptregister und Programmfunktionen des Physiomanagers

Bildschirm	**Inhalt**	**ab S.**
Startbildschirm		
• Überblick	Registerüberblick; ermöglicht Umschalten in eins der Hauptregister	18
• Termine	Terminüberwachung	18
Patienten		
• Liste	Liste eingegebener Patienten	19
• Detail	Details zum jeweiligen Patienten	21
• Vorerkrankungen	allg. und spezielle Vorerkrankungen des jeweiligen Patienten	22
• Diagnosen	Eingabemöglichkeit für die Diagnosen des jeweiligen Patienten	23
• Verordnungen	Eingabemöglichkeit für die Verordnungen für den jeweiligen Patienten	24
• Untersuchungen	Anzeige der Untersuchungen des jeweiligen Patienten	24
Ärzte		
• Liste	Liste eingegebener Ärzte	25
• Detail	Details zum jeweiligen Arzt	26
• Patienten	Ansicht der dem Arzt zugeordneten Patienten	27
• Verordnungen	Ansicht der vom Arzt erstellten Verordnungen	28
Untersuchungen		
• Liste	Daten aller Untersuchungen	30
• Inspektion	Inspektionsstatus des Patienten bei der jeweiligen Untersuchung	32
• ROM	Dokumentation der Gelenkbeweglichkeit des Patienten bei der jeweiligen Untersuchung	32

Bildschirm	**Inhalt**	**ab S.**
• Translation	Dokumentation der Translation des betroffenen Gelenks bei der jeweiligen Untersuchung	34
• Muskeln	Dokumentation des Muskelstatus des Patienten bei der jeweiligen Untersuchung	34
• Nerven	Dokumentation des neurologischen Status des Patienten bei der jeweiligen Untersuchung	35
• Palpation	Dokumentation der Palpationsbefunde verschiedener Strukturen bei der jeweiligen Untersuchung	35
• Zusatztests	Dokumentation von Ergebnissen weiterer Tests bei der jeweiligen Untersuchung	36
• Umfang	Dokumentation der Extremitätenumfänge bei der jeweiligen Untersuchung	37
Behandlungen		
• Liste	Liste aller Behandlungen	43
• Maßnahmen	Dokumentation der Maßnahmen bei der jeweiligen Behandlung	44
Berichte		
• Beschwerdestatus	Dokumentation des aktuellen Beschwerdestatus anhand einer Zeichnung	40
• Untersuchungsbericht	Bericht über die aktuelle Untersuchung/Behandlung	41
• Verlaufsbericht	zusammenfassender Bericht über die Untersuchungen/Behandlungen im Rahmen einer Verordnung	
• Diagnosebericht	detailliertere Angaben zur aktuellen Diagnose eines Patienten	52
• erweiterte Anamnese	Dokumentation einer erweiterten Anamnese	56
• Inspektionsstatus	Dokumentation der Inspektion des gesamten Patienten	58

Das nach dem Programmstart erscheinende Fenster ermöglicht Ihnen die Auswahl, in eines der vier Hauptregister des Programms zu wechseln. Außerdem werden dort evtl. anstehende Termine oder Rückmeldungspflichten an die verordnenden Ärzte angezeigt (Details s. 4.2).

Der erste Schritt sollte das Ändern der vorgegebenen Passwörter sein, wenn Sie sich mit dem standardmäßig vorgegebenen Passwort der Ebene 1 angemeldet haben (Passwort-Konzept s.u.). Damit richten Sie sich das Programm individuell ein und schützen Ihre (noch einzugebenden) Daten. Bitte vergessen Sie aber Ihre Passwörter nicht, weil Sie sonst selbst nicht mehr auf das Programm zugreifen können.

Noch vor der ersten Eingabe von Daten in den Physiomanager empfiehlt es sich, die eigenen (Praxis-)Daten einzugeben und die Vorgabe-Daten zu überprüfen und ggf. zu ändern. Vor Eingabe der ersten Untersuchung bzw. Behandlung ist es dann notwendig, den oder die verordnenden Ärzte einzugeben. Erst danach sollten die Patienten eingegeben und nach und nach aktualisiert werden, sodass schließlich, wenn eine Untersuchung/Behandlung ansteht, auf alle notwendigen Daten zugegriffen werden kann.

Vor Eingabe einer Untersuchung müssen der betroffene Patient, der verordnende Arzt und die zugehörige Verordnung eingegeben worden sein. Der Patient muss mindestens eine Diagnose haben, eine entsprechende Verordnung muss vorliegen und eingegeben sein.

Empfehlenswert ist daher das folgende Vorgehen, um erste Daten in den Physiomanager einzugeben (**Abb. 1**):

- Eventuelles Ändern der Passwörter in allen Dateien
- Eingabe der persönlichen bzw. Praxisdaten in die Vorgabendatei
- Überprüfen und ggf. Ändern der bereits in der Vorgabendatei vorhandenen Eingaben
- Eingabe der Ärzte in die Ärzte-Datensammlung
- Eingabe des oder der aktuellen Patienten
- Zuweisung einer (oder mehrerer) Diagnose zu einem Patienten
- Zuweisung einer Verordnung zu einem Patienten
- Anlegen einer Untersuchung

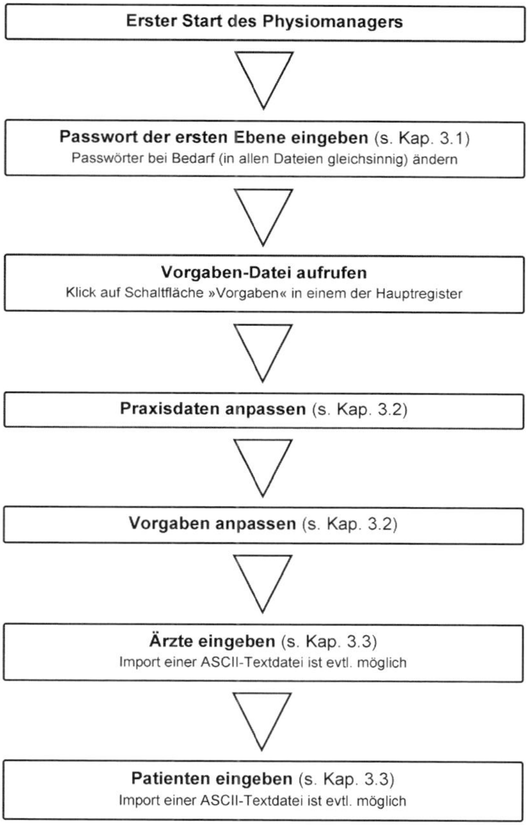

Abb. 1: Erste Schritte im Physiomanager

3.2 Passwörter im Physiomanager

Im Physiomanager sind zwei Passwörter (in jeder Datei/jedem Modul) und damit zwei Zugriffsebenen auf das Programm vorgesehen:

- Ebene 1: Dies ist gewissermaßen das Master-Passwort, das mehr Bearbeitungen ermöglicht als das unten stehende Passwort der Ebene 2

- Ebene 2: Das Hauptbenutzer-Passwort erlaubt eine weitgehende – etwas eingeschränkte – Bearbeitung der Daten.

Es wurden 2 Ebenen gewählt, um die Möglichkeiten der Bearbeitung im Programm variieren zu können, wenn mehrere Benutzer mit dem Physiomanager arbeiten (s.u.). Bei den vorgegebenen Standard-Passwörtern handelt es sich aber nicht um Unikate – diese sind vielmehr für alle ausgegebenen Lizenzen des Physiomanagers identisch. Überlegen Sie daher bitte, ob Sie die Passwörter ändern möchten, um Ihre Daten individuell zu schützen.

Ändern der Passwörter

Bitte beachten Sie, dass eine Datei bzw. ein der Datei zugeordnetes Modul nur dann automatisch geöffnet wird, wenn die Passwörter der aufrufenden und der aufgerufenen Datei identisch sind. Das bedeutet, dass alle Passwörter in allen Dateien/Modulen gleichsinnig geändert werden müssen, um nicht immer wieder ein altes Passwort eingeben zu müssen. Nur mit diesem Aufwand ist es möglich, Ihre Daten – wenn dies erforderlich ist – effektiv zu schützen. Die vorgegebenen Passwörter finden Sie am Ende dieses Handbuchs (S. 75) und können Sie heraustrennen: Damit können Sie das Handbuch – z.B. an Ihre Mitarbeiter – weitergeben und die Passwörter für sich behalten. Klicken Sie in jeder Datei/Modul, in der/dem Sie das Passwort ändern wollen (Dateien im Verzeichnis des Physiomanagers mit der Endung »uuf«), auf den Menüpunkt »Funktionen« und wählen Sie den Menüpunkt »Passwort ändern«. Alternativ können Sie dies auch in jeder Datei tun, in der eine Passwort-Eingabe erforderlich ist (d.h. das alte Passwort noch aktiv ist). Im dann erscheinenden Dialogfeld geben Sie in die erste Zeile das aktuelle Passwort ein, mit dem Sie sich in dieser Datei angemeldet haben. In der nächsten Zeile geben Sie bitte Ihr neues Passwort ein und bestätigen es in der Zeile darunter noch einmal. Klicken Sie dann auf OK, um Ihr neues Passwort zu speichern.

Bitte merken Sie sich Ihre geänderten Passwörter gut, weil Sie nicht mehr auf das Programm zugreifen können, wenn Sie die Passwörter vergessen haben!

Mögliche Zugriffe mit den Passwörtern

Unterschiede bei den beiden Zugriffsebenen liegen in der Auswahl der Menüpunkte, die in der oberen Fensterleiste angegeben werden (Ebene 1 inkl. Bearbeiten-Funktionen, Ebene 2 ohne), in den Details der Untersuchungen (Dateien unt_*), in denen die Layouts für die Ebene 2 gesperrt sind, und v.a. in der Vorgabendatei (Änderungen sind nur von der Ebene 1 aus möglich).

3.3 Einstellung der Vorgaben

Bitte wechseln Sie nun in eines der vier Hauptregister des Programms und von dort über die gleichnamige Schaltfläche (**Abb. 2**) zu den »Vorgaben«.

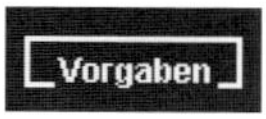

Abb. 2: Schaltfläche »Vorgaben« in den Programm-Hauptdateien.

Dort können Sie einzelne Parameter des Programms einstellen (**Abb. 3**). Klicken Sie auf dem Vorgaben-Bildschirm zunächst auf die Schaltfläche »Ändern« unten links bei den Praxisangaben und geben Sie in der dann erscheinenden Ansicht Ihre Praxisdaten ein. Diese werden in Zukunft auf allen Ausdrucken in der Kopf- und Fußzeile erscheinen.

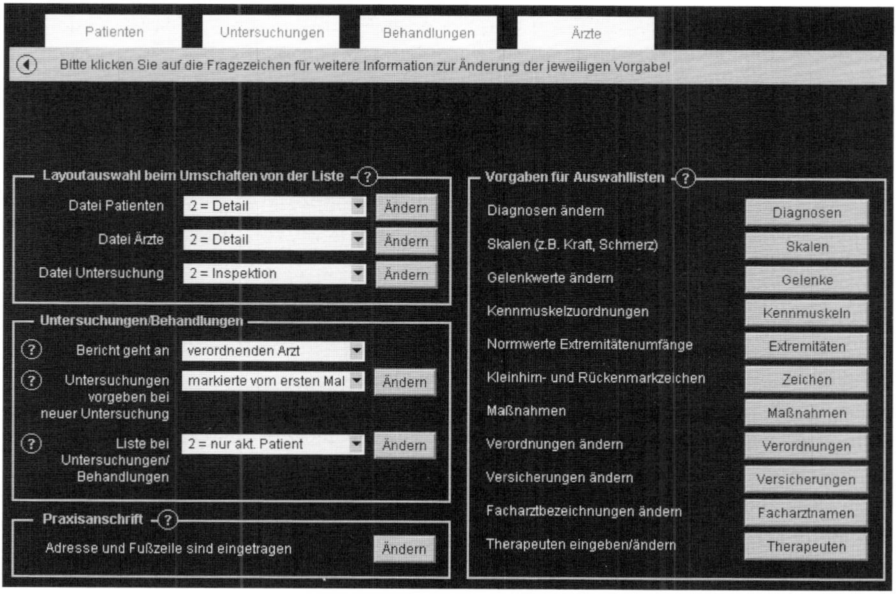

Abb. 3: Hauptbildschirm der Vorgaben-Datei.

Anschließend können Sie in der Vorgabendatei weitere Einstellungen vornehmen. Über die Schaltflächen im Rahmen »Vorgaben für Auswahllisten« werden die im Programm zur Verfügung gestellten Auswahllisten verändert. Hier empfiehlt es sich zum Beispiel, über die Schaltfläche »Therapeuten« die Namen der bei Ihnen beschäftigten Therapeuten einzugeben, um diese später einer Untersuchung/Behandlung zuordnen zu können. Auch können Sie die Diagnosenliste um häufig in Ihrer Praxis vorkommende Diagnosen erweitern oder die bereits vorgegebenen, vorwiegend orthopädischen und chirurgischen, Diagnosen verändern.

Es empfiehlt sich, gleich zu Beginn die Vorgabelisten auf Ihre persönlichen Bedürfnisse anzupassen. Das erleichtert Ihnen später die Eingabe der Patienten- und Untersuchungsdaten.

3.4 Ersteingabe von Ärzten und Patienten

Wechseln Sie in das Register **»Ärzte«**; dort wird automatisch eine noch leere oder mit Beispieldaten gefüllte Liste angezeigt. Über die Schaltfläche »Neu« gelangen Sie in ein Layout, in dem Sie den Namen und Vornamen des Arztes eingeben können. Das Programm sucht dann, ob dieser Arzt bereits eingegeben wurde (was bei der ersten Eingabe natürlich nicht der Fall ist) und wechselt dann in einen Eingabe-Bildschirm, in dem Sie die Angaben zum Arzt vervollständigen können. Wenn Sie dann auf »Sichern« klicken, wird der angelegte Datensatz der Liste hinzugefügt. Legen Sie nach diesem Verfahren die Ärzte an, die Ihnen am häufigsten Patienten überweisen. Einzelheiten zu den möglichen Eingaben in der Detailansicht der Ärzte finden Sie im Kap. 4.4.2, S. 25.
Bei den **Patienten** ist das Neueingabe-Verfahren identisch: Durch Anklicken der Schaltfläche »Neu« gelangen Sie auch hier zu einem Fenster, in dem Sie den Namen und Vornamen des Patienten eingeben können. Ist der Patient noch nicht eingegeben, wird automatisch ein neuer Datensatz angelegt. Sollte es einmal vorkommen, dass zwei nicht identische Patienten den gleichen Vor- und Nachnamen haben, ist es natürlich dennoch möglich, sie einzugeben – Einzelheiten dazu finden Sie im Kap. 4.3.2, S. 19.

3.5 Eingabe von weiteren Patientendaten

Wenn Sie Details zum Patienten eingegeben haben (Ansichten »Details« und »Vorerkrankungen«) und eine erste Verordnung für den Patienten vorliegt, wechseln Sie bitte zuerst in die Ansicht »Diagnosen«, in der Sie die auf der Verordnung angegebene Diagnose oder auch mehrere Diagnosen eingeben können.

Jedem Patienten muss eine Diagnose zugeordnet werden, bevor eine Verordnung und Untersuchung eingegeben werden kann.

Anschließend können Sie in der Ansicht »Verordnung« die vorliegende Verordnung eingeben, wobei auch Details zur Verordnung, z.B. Typ der Verordnung, Therapieziele und eventuelle Kontraindikation, eingegeben werden können (Kap. 4.7.3). Jetzt können Sie zu den Untersuchungen oder Behandlungen wechseln und Ihre erste Untersuchung zur eben eingegebenen Verordnung anlegen.

3.6 Ersteingabe einer Untersuchung

Grundsätzlich gilt bei jeder Neueingabe einer Untersuchung/Behandlung, dass bereits der zu untersuchende/behandelnde Patient und die dazu gehörende Verordnung eingegeben sein muss (Kap. 3.4). In der Ansicht »Liste« finden Sie wie in den anderen Ansichten auch die Schaltfläche »Neu« in der dritten Zeile der Menüleiste (Kap. 6.1.3). Wenn bereits eine Untersuchung/Behandlung eingegeben ist, fragt das Programm Sie, ob die neue Untersuchung/Behandlung als Kopie des gerade aktuellen Datensatzes angelegt werden soll. Den aktuellen Datensatz erkennen Sie in der Listenansicht an einem schmalen schwarzen Balken links neben dem betreffenden Datensatz.

Wenn Sie eine weitere Untersuchung für einen Patienten eingeben wollen, markieren Sie eine alte Untersuchung dieses Patienten und können dann durch Klick auf die Schaltfläche »Neu« die Daten des Patienten übernehmen. Die alten Untersuchungsergebnisse werden dabei nicht übernommen.

Wenn Sie bei dieser Nachfrage »Leerdatensatz« angegeben haben, wird eine Ansicht angezeigt, in der Sie einen Patienten aus der Liste der bereits eingegebenen Patienten auswählen können. Sonst wird diese Ansicht übersprungen und gleich der nächste

Bildschirm angezeigt, in dem Sie weitere Angaben zur Untersuchung machen können. Bei der Diagnose stehen Ihnen die dem Patienten zugeordneten Diagnosen zur Verfügung, bei Verordnungen ebenfalls nur die dem Patienten bereits zugeordneten Verordnungen. Auf der rechten Seite des Bildschirms wird das Datum der Untersuchung eingegeben. Außerdem ist es möglich, den behandelnden Therapeuten aus einer Vorgabeliste auszuwählen bzw. das betroffene Gelenk/Region und die Extremität anzugeben. Mit einem Klick auf die Schaltfläche »Weiter« wird der Datensatz angelegt. Falls es sich nicht um die erste Untersuchung/Behandlung eines Patienten zu einer angegebenen Verordnung handelt, werden beim Anlegen des neuen Datensatzes alle markierten Untersuchungen, die bei der ersten Untersuchung festgelegt wurden, vorgegeben (Einzelheiten hierzu im Kap. 4.5.4, S. 38).

4 Funktionen

Der Physiomanager ermöglicht es, eine beliebige Anzahl von Patienten anzulegen. Jedem Patienten können mehrere Diagnosen zugeordnet werden und jeder Diagnose wiederum eine Verordnung, die entweder durch den Hausarzt oder einen anderen Arzt ausgestellt wurde. Die Ärzte werden dazu in einer eigenen Datei angelegt und verwaltet. Für die Patienten können beliebig viele Untersuchungen bzw. Behandlungen eingegeben werden, die jeweils an eine Verordnung, und damit an eine Diagnose, gebunden sind. Die zu einem Patienten und einer Verordnung eingegebenen Untersuchungen bzw. Behandlungen können entweder einzeln, detailliert, oder im Verlauf, anhand der Hauptverlaufsuntersuchung, ausgedruckt werden. Damit ist es also möglich, den Behandlungsverlauf anhand einzelner, bei der ersten Untersuchung festgelegter Verlaufsparameter zu dokumentieren.

4.1 Dateneingabe und -verwaltung

Konzept der Datenbank. Zahlreiche der von Ihnen eingegebenen Daten werden in unterschiedlichen Zusammenhängen benötigt. So taucht der Patientenname u.a. sowohl in der Patientensammlung als auch bei allen Untersuchungen, Behandlungen und Berichten, die diesen Patienten betreffen, auf. Wären die verschiedenen Fenster des Physiomanagers voneinander unabhängige Dokumente, müssten gleiche Daten (z.B. neuer Wohnort eines Patienten) an vielen unterschiedlichen Stellen geändert werden. Beim Physiomanager handelt es sich jedoch um eine Datenbank. Das bedeutet, dass alle Daten immer nur einmal eingegeben und an einer Stelle gespeichert werden. Wenn also der Patient Müller in der Patientendatenbank angelegt wurde, kann er überall dort, wo seine Daten sonst noch benötigt werden, aus einer Auswahlliste ausgewählt werden und alle Angaben, die mit ihm verknüpft sind, stehen dann an Ort und Stelle vollständig zur Verfügung. Umgekehrt müssen Daten nur an einer Stelle geändert werden und stehen dann überall in der geänderten Form zur Verfügung. Für den Fall der Adressenänderung wird die neue Anschrift nur in der Patientendatei eingegeben und automatisch in allen anderen Dateien in der geänderten Form angezeigt.

Konzept einer relationalen Datenbank. Eine einfache Datenbank ist jedoch wenig flexibel und lässt keine komplexen Querverbindungen zwischen einzelnen Daten zu. Daher ist der Physiomanager als relationale Datenbank aufgebaut. Hierbei handelt es sich im Prinzip um mehrere Datenbanken (hier z.B. für Patienten, Diagnosen, Ärzte), die miteinander verknüpft sind. Einem Patienten aus der Patientendatenbank lassen sich so z.B. Diagnosen aus der Diagnosendatenbank und Ärzte aus der Ärztedatenbank zuordnen. Für die Dateneingabe bedeutet das Konzept der relationalen Datenbank, dass die Daten immer nur in der jeweils »zuständigen« Datei angelegt und eingegeben werden können. Von dort werden sie bei Bedarf von den anderen Datenbanken abgerufen. Um z.B. eine neue Untersuchung einzugeben, die an einen Patienten und die entsprechende Verordnung gebunden ist, muss der gewünschte Patient vorher bereits in der Patientendatei eingegeben worden sein.

4.2 Startdatei

Bei jedem Start des Programms wird automatisch die Startdatei (»physio.uuf«) geöffnet, von der aus das Programm dann die weiteren Kerndateien und -module des Programms öffnet. Alle Dateien im Verzeichnis des Physiomanagers sind für die volle Funktion des Programms notwendig; ihre Dateinamen dürfen nicht verändert werden!
In der Startdatei besteht die Möglichkeit, zu den Hauptdateien zu wechseln. Es werden aber auch – je nach Eingabe bei der jeweiligen Verordnung – die Datensätze angezeigt, bei denen entweder das Datum oder die Anzahl der Untersuchungen überschritten ist, nach dem der verordnende Arzt eine Rückmeldung benötigt (Standardvorgabe ist die Anzahl der verordneten Behandlungen). Wenn Ihnen also in der Startdatei ein entsprechender Hinweis angezeigt wird (»Rückmeldungstermine ansehen«), können Sie sich die Details dieser Verordnungen anzeigen lassen und ggf. direkt eine dieser Verordnungen aufrufen.

Sobald ein Verlaufsbericht gedruckt wurde, der einer solchen angezeigten Verordnung zugeordnet ist, entfernt das Programm die Verordnung nach Rückfrage aus dieser Anzeigeliste.

4.3 Patienten

4.3.1 Eingabemöglichkeiten

In der Patientendatei werden die Daten von allen Patienten – jeweils nur einmal – eingegeben. Prinzipiell sind dabei folgende Angaben möglich:

- Personalien, Anschrift, Beruf des Patienten
- Telefon
- Versicherungsart und Kostenträger
- Hausarzt (der nicht mit dem verordnenden Arzt identisch sein muss). Vor Eingabe eines Hausarztes muss dieser in der Ärztedatei (Kap. 4.4, S. 25) eingegeben werden; in der Patientendatei wird er dann nur zugeordnet, aber nicht nochmals eingegeben
- allgemeine Anamnese: Patientendaten zu »alten«, möglicherweise noch relevanten Vorerkrankungen. Dieses Textfeld kann einmal ausgefüllt und beliebig ergänzt und aktualisiert werden
- erweiterte Anamnese: Hier können spezielle Vorerkrankungen, Medikamenteneinnahmen, Schwangerschaften oder aktuelle Erkrankungen dokumentiert werden. Die erweiterte Anamnese kann jederzeit wiederholt werden, z.B. als Dokumentation vor bestimmten Maßnahmen
- Diagnosen: Es sind beliebig viele Diagnosen pro Patient möglich. Die Auswahlliste, die die schnelle Neueingabe von Diagnosen ermöglicht, kann in der Vorgabendatei verändert werden
- Verordnungen: Es sind beliebig viele Verordnungen pro Diagnose und Patient möglich. Vor Eingabe einer Verordnung muss eine Diagnose eingegeben sein. Verordnungen können spezifiziert werden, insbesondere sind auch Angaben dazu möglich, ob es sich um eine Erst-, Folge- oder Langfristverordnung handelt
- Untersuchungen: Dem Patienten zugeordnete Untersuchungen werden nur *angezeigt,* neue Untersuchungen müssen in der Untersuchungsdatei *eingegeben* werden. Diese Eingabe kann aber mit einer Schaltfläche aus der Ansicht »Untersuchungen« heraus gestartet werden.

4.3.2 Ansichten

Liste

In jeder Listenansicht des Programms, also auch bei den Ärzten und Untersuchungen/Behandlungen, werden nur wenige ausgewählte Daten der Datensätze (in diesem

Fall: Patienten) angezeigt. Die Liste dient der groben Orientierung und ggf. dem schnellen Zugriff auf einzelne Patienten. Wenn Sie auf den Pfeil links neben dem Patientennamen klicken, gelangen Sie in die Ansicht, die in den Vorgaben als Standard-Layout angegeben ist. Im Physiomanager ist für die Patientendatei die Ansicht »Detail« voreingestellt.

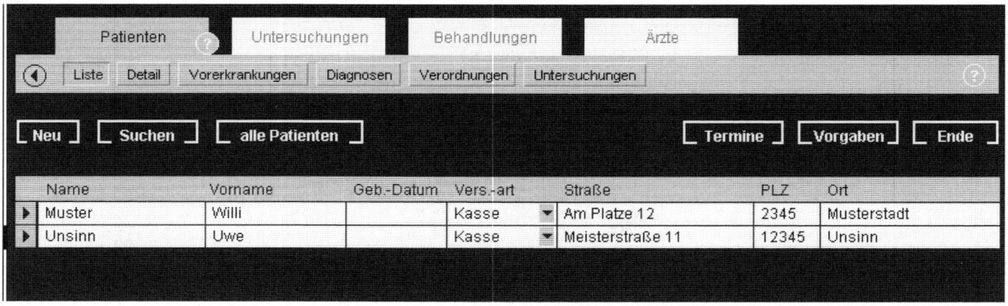

Abb. 4: Oberer Anteil der Ansicht »Liste« (Patientenregister).

Die Schaltflächen in der dritten Reihe der Menüleiste haben die in **Tab. 2** angegebenen Funktionen.

Tab. 2: Schaltflächen in der Ansicht »Liste« (Patienten)

Option	**Funktion**
Neu	Erstellt einen neuen Datensatz für einen noch nicht eingegebenen Patienten (mit einer Suchfunktion gekoppelt, damit ein Patient nicht doppelt eingegeben wird)
Suchen	Ermöglicht es, nach Patienten zu suchen
alle Patienten	Zeigt alle bereits eingegebenen Patienten an
Termine	Zeigt die Ansicht mit den aktuellen oder bereits überschrittenen Terminen für eine Rückmeldung an den verordnenden Arzt an
Vorgaben	Wechselt in die Vorgabendatei, in der Sie z.B. Standard-Layouts festlegen und Auswahllisten spezifizieren können
Ende	Beendet den Physiomanager nach Rückfrage

Detail

Hier ist die eigentliche Eingabe oder das Ändern der Patientendaten möglich. Es können Name und Vorname, Geburtsdatum, Telefonnummern und Anschrift eingegeben werden. Außerdem gibt es Felder für den Beruf des Patienten, die Versicherungsart und den Kostenträger.

Nur über die Ansicht »Detail« können Patienten auch wieder gelöscht werden (Schaltfläche »Löschen« in der dritten Reihe der Menüleiste). Dabei ist aber unbedingt zu beachten, dass gleichzeitig alle zugeordneten Daten im Physiomanager ebenfalls gelöscht werden, d.h. auch alle eingegebenen Untersuchungen bzw. Behandlungen dieses Patienten werden unwiderruflich gelöscht. Auf diese Tatsache wird durch zwei Rückfragen beim Löschvorgang hingewiesen.

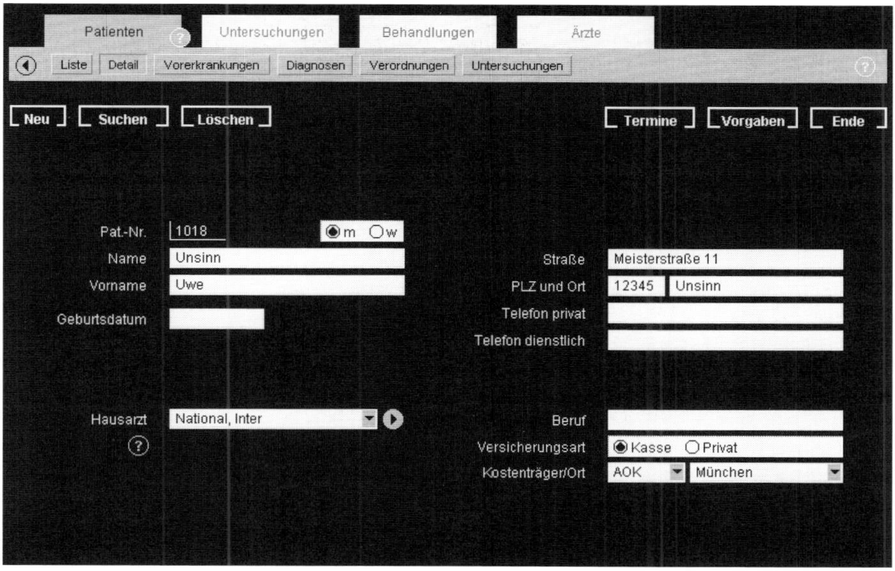

Abb. 5: Ansicht »Detail« (Patientenregister).

Die Schaltflächen in der dritten Reihe der Menüleiste haben die in **Tab. 3** angegebenen Funktionen.

Tab. 3: Schaltflächen in der Ansicht »Detail« (Patienten)

Option	Funktion
Neu	Erstellt einen neuen Datensatz für einen noch nicht eingegebenen Patient (ist mit einer Suchfunktion gekoppelt, damit ein Patient nicht doppelt eingegeben wird)
Suchen	Ermöglicht es, nach Patienten zu suchen
Löschen	Löscht den aktuell angezeigten Patient nach Rückfrage
Termine	Zeigt die Ansicht mit den aktuellen oder bereits länger überschrittenen Terminen für eine Rückmeldung an den verordnenden Arzt an
Vorgaben	Wechselt in die Vorgabendatei, in der Sie z.B. Standard-Layouts festlegen und Auswahllisten spezifizieren können
Ende	Beendet den Physiomanager nach Rückfrage

Vorerkrankungen

Unter **»allgemeine Anamnese«** können Patientendaten zu »alten«, möglicherweise noch relevanten Vorerkrankungen eingegeben werden. Dieses Textfeld kann einmal ausgefüllt und später beliebig ergänzt und aktualisiert werden.

Unter **»erweiterte Anamnese«** wird beim Physiomanager eine aktuellere und spezielle Anamnese verstanden. Hier können spezielle Vorerkrankungen, Medikamenteneinnahmen, Schwangerschaften oder aktuelle Erkrankungen dokumentiert werden (s. auch Kap. 4.7.4, S. 56). Weil diese Angaben sich schon von einer Untersuchung/Behandlung zur nächsten ändern können, kann eine erweiterte Anamnese jederzeit wiederholt werden, z.B. als (u.a. auch vorgeschriebene) Dokumentation vor bestimmten Maßnahmen wie manueller Therapie. Um eine erweiterte Anamnese zu erstellen, klicken Sie auf die Schaltfläche »Erstellen« unterhalb von »erweiterte Anamnese« (**Abb. 6**).

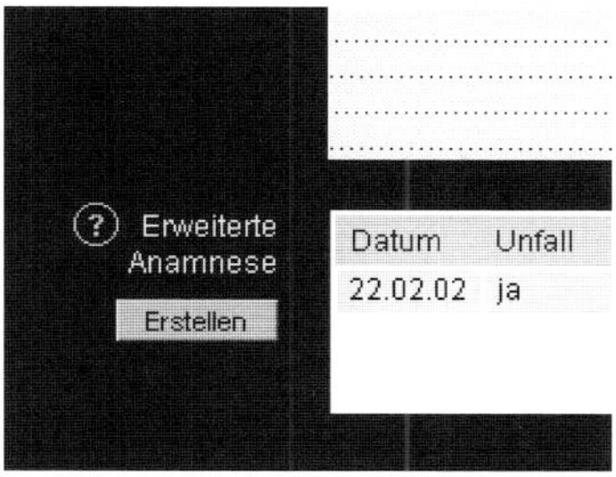

Abb. 6: Erweiterte Anamnese erstellen (Patientenregister).

Die Schaltflächen in der dritten Reihe der Menüleiste haben die in **Tab. 4** angegebenen Funktionen.

Tab. 4: Schaltflächen in der Ansicht »Vorerkrankungen« (Patienten)

Option	Funktion
Neu	Erstellt einen neuen Datensatz für einen noch nicht eingegebenen Patient (ist mit einer Suchfunktion gekoppelt, damit ein Patient nicht doppelt eingegeben wird)
Suchen	Ermöglicht es, nach Patienten zu suchen
Termine	Zeigt die Ansicht mit den aktuellen oder bereits überschrittenen Terminen für eine Rückmeldung an den verordnenden Arzt
Vorgaben	Wechselt in die Vorgabendatei, in der Sie z.B. Standard-Layouts festlegen und Auswahllisten spezifizieren können
Ende	Beendet den Physiomanager nach Rückfrage

Diagnosen

Es sind beliebig viele Diagnosen pro Patient möglich, wobei der Physiomanager nicht kontrolliert, ob eine Diagnose bereits einmal eingegeben wurde. In der Regel dürfte die Auswahlliste der Diagnosen aber sehr überschaubar bleiben. Die Diagnosen, die in der Auswahlliste angezeigt werden, können in der Vorgabendatei verändert oder erweitert werden. Je nach Einstellung in der Vorgabendatei kann einer Diagnose eine Seite (Auswahlliste »rechts« oder »links«) zugeordnet werden.

Die in dieser Ansicht zur Verfügung stehenden Schaltflächen entsprechen denen der Ansicht »Vorerkrankungen« (**Tab. 4**).

Verordnungen
Es sind beliebig viele Verordnungen pro Diagnose und Patient möglich, die allerdings jeweils als gesonderte Verordnung angesehen werden. Die Eingabeliste einer neuen Verordnung enthält den verordnenden Arzt, die Diagnose, das Verordnungsdatum, die Art der Verordnung (z.B. Krankengymnastik, manuelle Therapie), deren Menge und ob es sich um eine Erst- oder Folgeverordnung handelt.

Vor Eingabe einer Verordnung muss eine Diagnose eingegeben sein.

Die Auswahlliste der Diagnosen enthält im Gegensatz zu derjenigen in der Ansicht »Diagnosen« nur noch die Diagnosen, die für den aktuellen Patienten bereits eingegeben wurden. Eine andere Diagnose kann also erst dann ausgewählt werden, wenn sie dem aktuellen Patienten zugeordnet wurde.
Jede Verordnung kann noch weiter spezifiziert werden (Kap. 4.7.3). Dazu kann mit dem jeweils rechts in der Tabellenzeile stehenden Pfeil in die Detailansicht der Verordnung gewechselt werden.
Die in dieser Ansicht zur Verfügung stehenden Schaltflächen entsprechen denen der Ansicht »Vorerkrankungen« (**Tab. 4**).

Untersuchungen
Dem Patienten zugeordnete Untersuchungen werden nur angezeigt, d.h. die Neueingabe von Untersuchungen ist nicht aus dem Layout »Untersuchungen« heraus möglich. Allerdings kann die Eingabe einer neuen Untersuchung mit der Schaltfläche »Erstellen« aus der Ansicht »Untersuchungen« heraus gestartet und zu den angezeigten Untersuchungen gewechselt werden (**Abb. 7**).

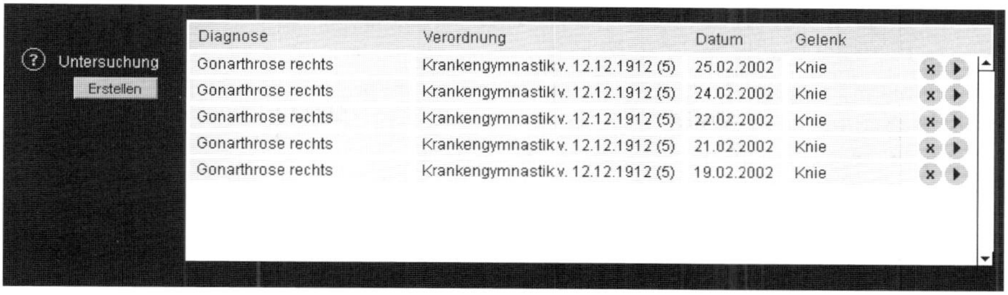

Abb. 7: Anzeige der Untersuchungen in der Ansicht »Untersuchungen« (Patientenregister).

Die in dieser Ansicht zur Verfügung stehenden Schaltflächen entsprechen denen der Ansicht »Vorerkrankungen« (**Tab. 4**).

4.4 Ärzte

4.4.1 Eingabemöglichkeiten

In der Ärztedatei werden die Daten von allen (verordnenden und Haus-)Ärzten – jeweils nur einmal – eingegeben. Folgende Angaben sind dabei möglich:

- Personalien, Anschrift, Facharztbezeichnung, Titel
- Telefonnummer
- Anrede: Vorgabe für die Berichte, die dem jeweiligen Arzt geschickt werden
- Bemerkungen: freies Textfeld für Notizen zum jeweiligen Arzt
- Nur angezeigt werden außerdem die dem jeweiligen Arzt zugeordneten Patienten (deren Hausarzt er also ist) und die Verordnungen, die er erstellt hat (wobei neue Verordnungen in der Patientendatei eingegeben werden müssen)

4.4.2 Ansichten

Liste

Wie bei den Patienten und Untersuchungen werden auch bei den Ärzten in der Listenansicht nur wenige Daten angezeigt. Die Liste dient der groben Orientierung und ggf. dem schnellen Zugriff auf einzelne Ärzte. Wenn Sie auf den Pfeil links neben den Ärzten klicken, gelangen Sie in die Ansicht, die in den Vorgaben als Standard-Layout angegeben ist. Für die Ärzte ist dabei im Physiomanager die Ansicht »Detail« voreingestellt. Die Schaltflächen in der dritten Reihe der Menüleiste haben die in **Tab. 5** angegebenen Funktionen.

Tab. 5: Schaltflächen in der Ansicht »Liste« (Ärzte)

Option	Funktion
Neu	Erstellt einen neuen Datensatz für einen noch nicht eingegebenen Arzt (mit einer Suchfunktion gekoppelt, damit ein Arzt nicht doppelt eingegeben wird)
Suchen	Ermöglicht es, nach Ärzten zu suchen
alle Ärzte	Zeigt alle bereits eingegebenen Ärzte an
Termine	Zeigt die Ansicht mit den aktuellen oder bereits überschrittenen Terminen für eine Rückmeldung an den verordnenden Arzt an
Vorgaben	Wechselt in die Vorgabendatei, in der Sie z.B. Standard-Layouts festlegen und Auswahllisten spezifizieren können
Ende	Beendet den Physiomanager nach Rückfrage

Detail

Hier ist die Eingabe oder das Ändern der Ärztedaten möglich. Es können Name und Vorname, Geburtsdatum, Anschrift und Telefonnummer eingegeben werden. Außerdem gibt es Felder für den Titel des Arztes, die Facharztbezeichnung, die Anrede in Briefen bzw. Berichten und ein Bemerkungsfeld.
Nur über die Ansicht »Detail« ist es möglich, einen einmal eingegebenen Arzt auch wieder zu löschen. Grundsätzlich geht das aber nur, wenn diesem Arzt noch keine Verordnungen zugewiesen wurden. Ein Arzt, der bereits Verordnungen erstellt hat, kann nicht wieder gelöscht werden, es sei denn, es werden vorher alle Patienten oder deren Verordnungen gelöscht, bei denen dieser Arzt eine Verordnung erstellt hat. Ist der zu löschende Arzt bereits als Hausarzt für einen oder mehrere Patienten eingetragen, wird er bei allen ihm zugeordneten Patienten gelöscht.
Die Schaltflächen in der dritten Reihe der Menüleiste haben die in **Tab. 6** angegebenen Funktionen.

Tab. 6: Schaltflächen in der Ansicht »Detail« (Ärzte)

Option	Funktion
Neu	Erstellt einen neuen Datensatz für einen noch nicht eingegebenen Arzt (mit einer Suchfunktion gekoppelt, damit ein Arzt nicht doppelt eingegeben wird)
Suchen	Ermöglicht es, nach Ärzten zu suchen
Löschen	Löscht den aktuell angezeigten Arzt nach Rückfrage
Termine	Zeigt die Ansicht mit den aktuellen oder bereits überschrittenen Terminen für eine Rückmeldung an den verordnenden Arzt an
Vorgaben	Wechselt in die Vorgabendatei, in der Sie z.B. Standard-Layouts festlegen und Auswahllisten spezifizieren können
Ende	Beendet den Physiomanager nach Rückfrage

Patienten

In einer Liste werden alle Patienten angezeigt, denen der jeweilige Arzt als Hausarzt zugeordnet wurde. Die Neueingabe von Patienten ist von hier aus nicht möglich, es kann aber zu allen angezeigten Patienten gewechselt werden.

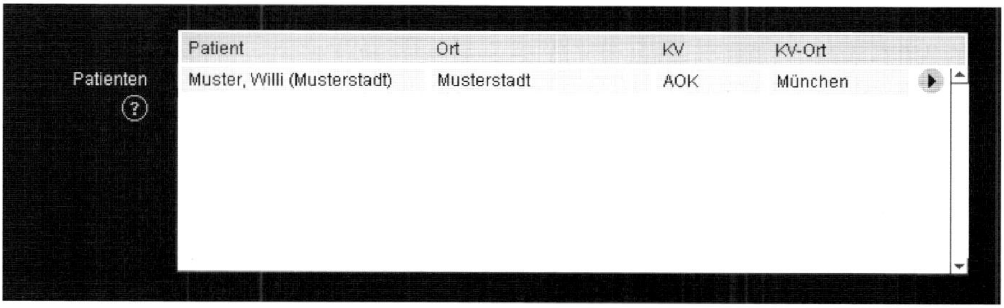

Abb. 8: Patientenliste in der Ansicht »Patienten« (Ärzteregister).

Die Schaltflächen in der dritten Reihe der Menüleiste haben die in **Tab. 7** angegebenen Funktionen.

Tab. 7: Schaltflächen in der Ansicht »Patienten« (Ärzte)

Option	Funktion
Neu	Erstellt einen neuen Datensatz für einen noch nicht eingegebenen Arzt (ist mit einer Suchfunktion gekoppelt, damit ein Arzt nicht doppelt eingegeben wird)
Suchen	Ermöglicht es, nach Ärzten zu suchen
Termine	Zeigt die Ansicht mit den aktuellen oder bereits überschrittenen Terminen für eine Rückmeldung an den verordnenden Arzt an
Vorgaben	Wechselt in die Vorgabendatei, in der Sie z.B. Standard-Layouts festlegen und Auswahllisten spezifizieren können
Ende	Beendet den Physiomanager nach Rückfrage

Verordnungen

In dieser Ansicht werden alle Verordnungen aufgelistet, die der jeweilige Arzt erstellt hat. Die Neueingabe von Verordnungen ist von hier aus nicht möglich, Details zu allen angezeigten Verordnungen können aber von hier aus aufgerufen werden.

Die in dieser Ansicht zur Verfügung stehenden Schaltflächen entsprechen denen der Ansicht »Patienten« (**Tab. 7**).

4.5 Untersuchungen

4.5.1 Eingabemöglichkeiten

Alle Untersuchungen bzw. Behandlungen, die bei einem Patienten durchgeführt werden, werden in einer gemeinsamen Datei dokumentiert. Sie ist die Hauptdatei des Programms mit den Registern Untersuchungen und Behandlungen, die den inhaltlichen Schwerpunkt der Datensammlung bildet. Dabei sind die Untersuchungen/Behandlungen sowohl an die Diagnose des Patienten – oder eine seiner Diagnosen – als auch an die jeweilige Verordnung gebunden. Für jede Untersuchung sind die folgenden Angaben möglich:

- Zuordnung eines Patienten und einer Verordnung zu einer Untersuchung, aber auch Eingabe des Untersuchungsdatums, des therapierenden Physiotherapeuten, des jeweiligen Gelenks bzw. der Region und der Extremität
- ROM („range of movement"): gelenk- bzw. regionspezifisch werden zugehörige Bewegungsausmaße in einer Auswahlliste zur Verfügung gestellt
- Translation: In einer Liste können translatorische Tests aus der manuellen Therapie eingegeben werden, die dem jeweiligen Gelenk bzw. der Region zuzuordnen sind
- Muskeln: Die für das jeweilige Gelenk relevante Muskulatur kann ausgewählt und ihre Untersuchungsbefunde können eingegeben werden. Dabei sind Eingaben zur Muskelkraft (auch im Vergleich zu einer Referenz), zu Schmerzen bei Palpation, Kontraktion und Dehnung möglich. Außerdem kann festgehalten werden, ob der Muskel verkürzt ist
- Nerven: Den Gelenken sind Kennmuskeln zugeordnet, die wiederum mit regionalen Reflexen, einem Dermatom und einer neurodynamischen Untersuchung verbunden sind. Außerdem können Befunde von zentralen und Kleinhirnzeichen eingegeben werden
- Palpation: Zum aktuellen Gelenk/zur aktuellen Region können die Palpationsbefunde der Muskulatur, der Bänder und anderer Strukturen eingegeben werden
- Zusatzuntersuchungen umfassen funktionelle Untersuchungen, provokative Tests, Untersuchungen der Stabilität, der Gefäße und Sicherheitstests
- Umfang: Umfangsmaße können bei Extremitätengelenken (mit unterschiedlichen, veränderbaren Vorgaben für die obere und untere Extremität) eingegeben werden.

Bei der ersten Behandlung für eine Verordnung können und sollten die Untersuchungen markiert werden, anhand derer bei den nachfolgenden Untersuchungen der Verlauf beurteilt werden soll (Kap. 4.6.4, S. 46).

Wenn also die eingeschränkte Beweglichkeit des Hüftgelenks verbessert werden soll, dann können bei der ersten Behandlung z.B. die ROM-Parameter als Verlaufsparameter ausgewählt werden. Diese werden dann bei jeder nachfolgenden Untersuchung des Patienten (bei der gleichen Verordnung) automatisch vorgegeben. Somit ist eine schnelle Verlaufsdokumentation möglich, die zum Abschluss der Behandlungen ausgedruckt und als Ergebnis der Behandlung und Ergänzung des im Heilmittelkatalog vorgeschriebenen Berichts an den verordnenden Arzt geschickt werden kann (**Abb. 9**).

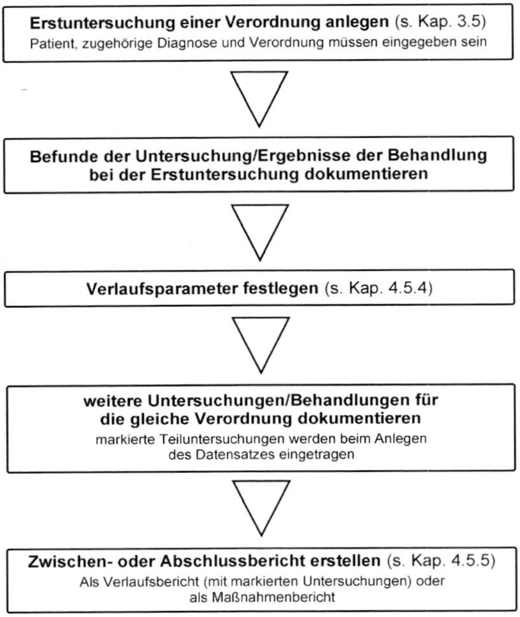

Abb. 9: Behandlungsverlauf im Physiomanager

4.5.2 Ansichten

Liste

Die Liste dient der groben Orientierung und ggf. dem schnellen Zugriff auf einzelne Untersuchungen. Da deren Menge schnell zunehmen wird, können Sie in der Vorgabedatei einstellen, dass beim Wechsel der Ansichten innerhalb der Untersuchungs- und Behandlungsdatei immer nur die Untersuchungen des gerade aktuellen Patienten angezeigt werden. Wenn Sie auf den Pfeil links neben den Untersuchungen klicken, gelangen Sie in die Ansicht, die in den Vorgaben als Standard-Layout angegeben ist. Für die Untersuchungsdatei ist dabei die Ansicht »Inspektion« voreingestellt. Rechts in der Liste befinden sich für jede Untersuchung mehrere Felder, die zunächst weiß ausgefüllt sind. Sie repräsentieren die verschiedenen Ansichten der Untersuchungsdatei und werden als blaue Fläche dargestellt, sobald eine Untersuchung in eine der Tabellen in der jeweiligen

Ansicht eingetragen wurde. Damit ist ein schneller Überblick möglich, in welcher der Ansichten bereits Untersuchungen eingetragen wurden (**Abb. 10**).

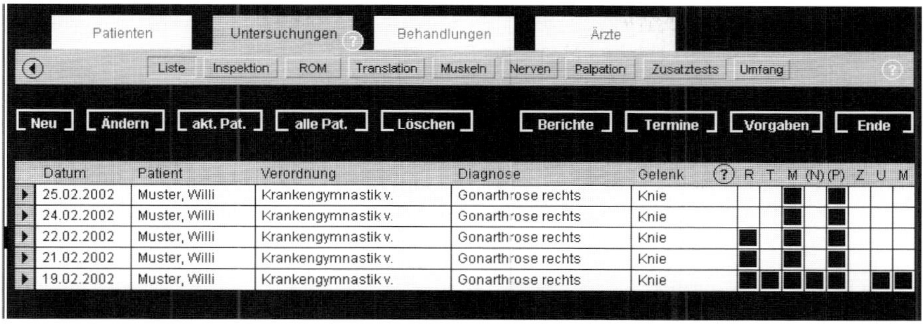

Abb. 10: Ansicht »Liste« bei den Untersuchungen.

Die Schaltflächen in der dritten Reihe der Menüleiste haben die in **Tab. 8** angegebenen Funktionen.

Tab. 8: Schaltflächen in der Ansicht »Liste« (Untersuchungen)

Option	Funktion
Neu	Erstellt eine komplett neue Untersuchung oder eine neue Untersuchung für den gerade aktuellen Patienten
Ändern	Ermöglicht es, Daten der gerade aktuellen Untersuchung zu ändern
akt. Pat.	Zeigt nur die Untersuchungen des gerade aktuellen Patienten an
alle Pat.	Zeigt alle bisher bereits eingegebenen Untersuchungen an
Löschen	Löscht die aktuelle Untersuchung nach Rückfrage
Berichte	Startet die Berichterstellung
Termine	Zeigt die Ansicht mit den aktuellen oder bereits überschrittenen Terminen für eine Rückmeldung an den verordnenden Arzt an
Vorgaben	Wechselt in die Vorgabendatei, in der Sie z.B. Standard-Layouts festlegen und Auswahllisten spezifizieren können
Ende	Beendet den Physiomanager nach Rückfrage

Inspektion

Über diese Ansicht besteht die Möglichkeit, einen allgemeinen Inspektionsstatus des Patienten (ggf. mehrfach) einzugeben und damit den ausführlichen Untersuchungsbericht, der aber auf ein Gelenk/eine Region konzentriert ist, noch zu erweitern. Die Eingabemöglichkeiten der Inspektionsdatei sind im Kap. 4.7.5 ab Seite 58 beschrieben.
Die Schaltflächen in der dritten Reihe der Menüleiste haben die in **Tab. 9** angegebenen Funktionen.

Tab. 9: Schaltflächen in der Ansicht »Inspektion« (Untersuchungen)

Option	Funktion
Neu	Erstellt eine komplett neue Untersuchung oder eine neue Untersuchung für den gerade aktuellen Patienten
Ändern	Ermöglicht es, Daten der gerade aktuellen Untersuchung zu ändern
Inspektion	Wechselt in die Datei Inspektion zur Dokumentation eines aktuellen Inspektionsstatus
Löschen	Löscht die aktuelle Untersuchung nach Rückfrage
Berichte	Startet die Berichterstellung
Termine	Zeigt die Ansicht mit den aktuellen oder bereits überschrittenen Terminen für eine Rückmeldung an den verordnenden Arzt an
Vorgaben	Wechselt in die Vorgabendatei, in der Sie z.B. Standard-Layouts festlegen und Auswahllisten spezifizieren können
Ende	Beendet den Physiomanager nach Rückfrage

ROM

Für das jeweils eingegebene Gelenk kann das Bewegungsausmaß (ROM, „range of movement") in allen gelenkspezifischen Freiheitsgraden eingegeben werden. Die Auswahlliste der Freiheitsgrade kann in der Vorgabedatei geändert werden. Es werden immer nur die Werte zur Auswahl angeboten, die in der Vorgabedatei dem jeweiligen Gelenk zugeordnet sind. Wenn Sie andere Werte eingeben wollen, ist das über einen Doppelklick auf das jeweilige Feld möglich oder durch Drücken der ESC-Taste, wenn die Auswahlliste angezeigt wird. Als Normwerte werden – ebenfalls in der Vorgabedatei evtl. zu ändernde – Werte eingetragen. Es ist außerdem möglich, die Befunde der Gegenseite als weitere Referenzwerte zu dokumentieren (**Abb. 11**).

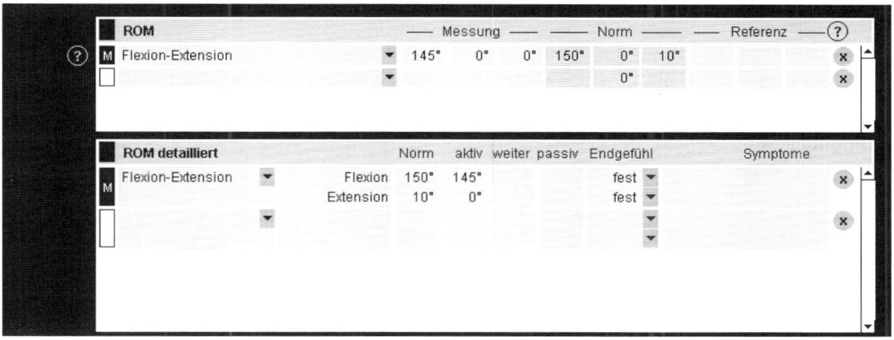

Abb. 11: Tabellen der Ansicht »ROM« bei den Untersuchungen.

Die Schaltflächen in der dritten Reihe der Menüleiste haben die in **Tab. 10** angegebenen Funktionen.

Tab. 10: Schaltflächen in der Ansicht »ROM« (Untersuchungen)

Option	Funktion
Neu	Erstellt eine komplett neue Untersuchung oder eine neue Untersuchung für den gerade aktuellen Patienten
Ändern	Ermöglicht es, Daten der gerade aktuellen Untersuchung im bestimmtem Umfang zu ändern
Löschen	Löscht die aktuelle Untersuchung nach Rückfrage
Berichte	Startet die Berichterstellung
Termine	Zeigt die Ansicht mit den aktuellen oder bereits überschrittenen Terminen für eine Rückmeldung an den verordnenden Arzt an
Vorgaben	Wechselt in die Vorgabendatei, in der Sie z.B. Standard-Layouts festlegen und Auswahllisten spezifizieren können
Ende	Beendet den Physiomanager nach Rückfrage

Translation

Die Ansicht enthält eine Liste, in der translatorische Tests aus der manuellen Therapie eingegeben werden können. Die Translationen werden dabei – wie in der Ansicht »ROM« – dem jeweiligen Gelenk bzw. der Region zugeordnet, können aber ebenfalls in der Vorgabendatei verändert werden.
Die Schaltflächen in der dritten Reihe der Menüleiste entsprechen denen der Ansicht »ROM« (**Tab. 10**).

Muskeln

Alle Untersuchungen eines Muskels sind in der Liste dieser Ansicht zusammengestellt. Die Auswahl der Muskeln wird – wie in den vorherigen Ansichten – über das jeweils aktuelle Gelenk/die aktuelle Region gesteuert. Auch die einem Gelenk zuzuordnenden Muskeln können in der Vorgabedatei verändert werden. Um eine schnelle Eingabe der einzelnen Werte zu ermöglichen, sind die Felder mit Auswahllisten versehen, die in der Vorgabedatei angepasst werden können. Als Referenzwert beim Kraftgrad wird die höchste Muskelkraft aus der Vorgabedatei vorgegeben, grundsätzlich kann hier aber auch der Befund der Gegenseite dokumentiert werden.

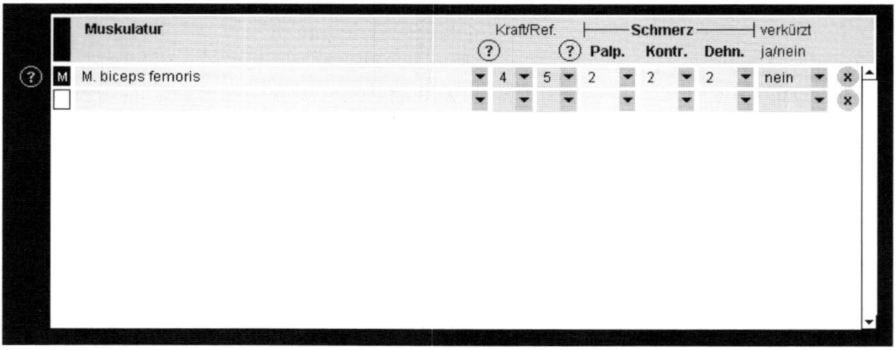

Abb. 12: Tabelle der Ansicht »Muskeln« bei den Untersuchungen.

Die Schaltflächen in der dritten Reihe der Menüleiste entsprechen denen der Ansicht »ROM« (**Tab. 10**).

Nerven

In drei verschiedenen Listen können Eingaben zu den Kennmuskeln, zentralen und Kleinhirnzeichen gemacht werden (**Abb. 13**). Den Kennmuskeln sind Reflexe, Dermatome und Spannungstests (neurodynamische Untersuchungen) zugeordnet, die automatisch eingegeben werden, wenn einer der Kennmuskeln ausgewählt wird. Reflexe, Dermatome und neurodynamische Untersuchungen können aber auch unabhängig vom Kennmuskel ausgewählt und eingegeben werden. Auch die Auswahlmöglichkeiten dieser Listen sind durch das jeweils aktuelle Gelenk/die aktuelle Region vorgegeben, wobei diese Einstellungen in der Vorgabedatei verändert werden können.

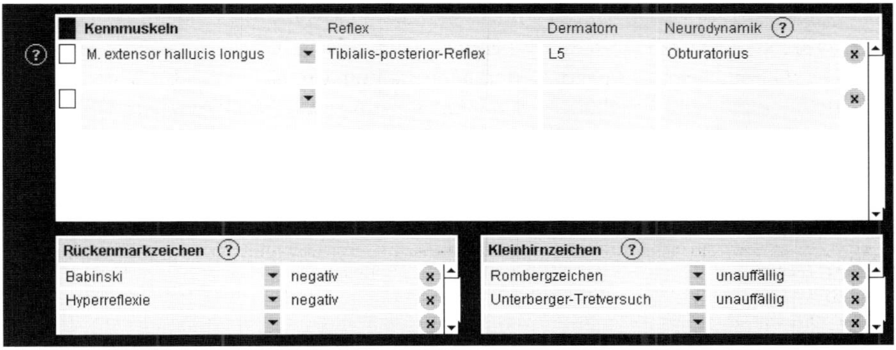

Abb. 13: Tabellen der Ansicht »Nerven« bei den Untersuchungen.

Die Schaltflächen in der dritten Reihe der Menüleiste entsprechen denen der Ansicht »ROM« (**Tab. 10**).

Palpation

Zum aktuellen Gelenk/zur aktuellen Region können die Palpationsbefunde der Muskulatur, der Bänder und anderer Strukturen eingegeben werden. Wie bei den anderen Ansichten sind die Auswahllisten dem Gelenk zugeordnet und können in der Vorgabedatei verändert werden. Die Liste der Muskeln ist dabei identisch mit der Liste, die in der Ansicht »Muskeln« angezeigt wird. Sie enthält aber im Gegensatz zur Ansicht »Muskeln« nur zwei Felder: ein Feld, das die Schmerzantwort auf die Palpation enthält (dies ist auch in der Ansicht »Muskeln« enthalten), und ein weiteres, in dem die Konsistenz des palpierten Muskels beschrieben werden kann.

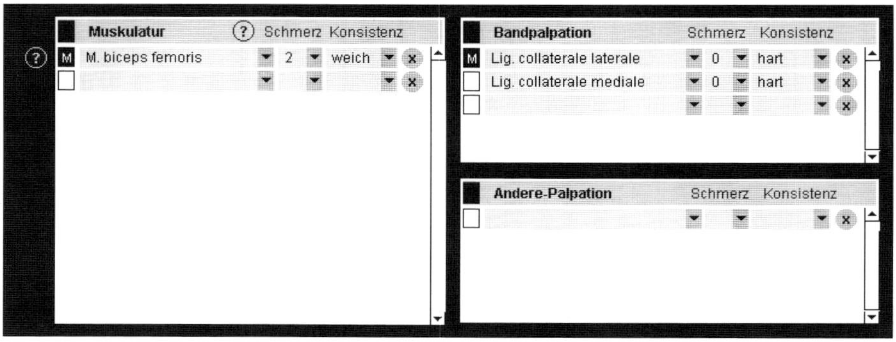

Abb. 14: Tabellen der Ansicht »Palpation« bei den Untersuchungen.

Die Schaltflächen in der dritten Reihe der Menüleiste entsprechen denen der Ansicht »ROM« (**Tab. 10**).

Zusatztests

Zusatzuntersuchungen umfassen funktionelle Untersuchungen, provokative Tests, Untersuchungen der Stabilität, der Gefäße und Sicherheitstests. Alle Untersuchungen, die wieder in Auswahllisten vorgegeben werden, sind dem jeweils betroffenen Gelenk/der Region zugeordnet und können in der Vorgabedatei verändert werden.

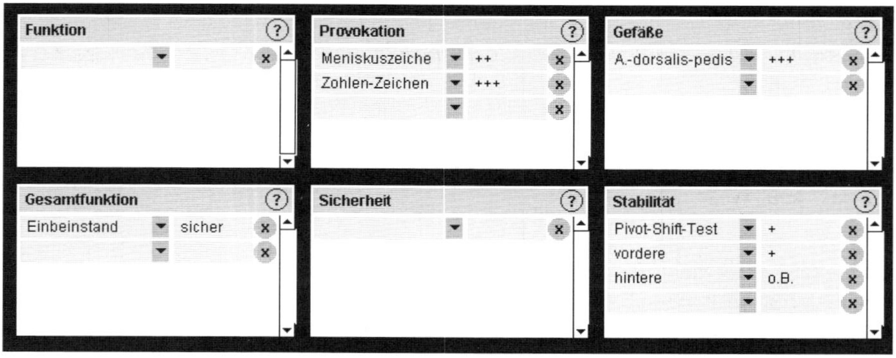
Funktion
Provokation
Meniskuszeiche
++
Zohlen-Zeichen
+++
Gefäße
A.-dorsalis-pedis
+++
Gesamtfunktion
Einbeinstand
sicher
Sicherheit
Stabilität
Pivot-Shift-Test
+
vordere
+
hintere
o.B.

Abb. 15: Ansicht »Zusatztests« bei den Untersuchungen.

Die Schaltflächen in der dritten Reihe der Menüleiste entsprechen denen der Ansicht »ROM« (**Tab. 10**).

Umfang

Umfangsmaße können bei Extremitätengelenken mit unterschiedlichen, veränderbaren Vorgaben für die obere und untere Extremität eingegeben werden. Die zugehörigen Auswahllisten werden in dieser Ansicht nicht über das aktuelle Gelenk, sondern über die Extremität gesteuert. Das heißt, die Auswahllisten für Knie und Fuß sind identisch, ebenso die für Schulter und Ellenbogen. Dagegen werden keine Positionen für die Umfangsmessung angegeben, wenn beispielsweise die Wirbelsäule untersucht wird. In der Liste können zu einer bestimmten Position die Maße der betroffenen Seite und der Gegenseite in Zentimetern eingegeben werden. Die Werte für die Differenz werden automatisch errechnet, ebenso die prozentuale Abweichung der betroffenen von der gesunden Seite.

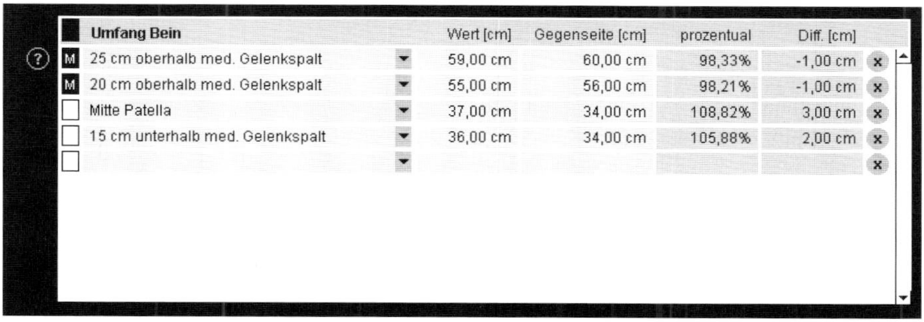
Umfang Bein
Wert [cm]
Gegenseite [cm]
prozentual
Diff. [cm]
25 cm oberhalb med. Gelenkspalt
59,00 cm
60,00 cm
98,33%
-1,00 cm
20 cm oberhalb med. Gelenkspalt
55,00 cm
56,00 cm
98,21%
-1,00 cm
Mitte Patella
37,00 cm
34,00 cm
108,82%
3,00 cm
15 cm unterhalb med. Gelenkspalt
36,00 cm
34,00 cm
105,88%
2,00 cm

Abb. 16: Tabelle der Ansicht »Umfang« bei den Untersuchungen.

Die Schaltflächen in der dritten Reihe der Menüleiste entsprechen denen der Ansicht »ROM« (**Tab. 10**).

4.5.3 Neueingabe einer Untersuchung

Aus jeder Ansicht bei den Untersuchungen heraus kann über die Schaltfläche »Neu« eine neue Untersuchung eingegeben werden. Da Untersuchungen und Behandlungen in der gleichen Datei gespeichert werden, wird bei der Eingabe einer neuen Untersuchung gleichzeitig auch eine neue Behandlung angelegt.

Grundsätzlich gilt bei jeder Neueingabe einer Untersuchung/Behandlung, dass sowohl der zu untersuchende/behandelnde Patient, seine Diagnose als auch die dazu gehörende Verordnung eingegeben sein müssen (Kap. 3.4).
In jeder Ansicht bei den Untersuchungen/Behandlungen gibt es die Schaltfläche »Neu« in der dritten Zeile der Menüleiste (Kap. 6.1.3). Mit dieser Schaltfläche starten Sie die Neueingabe. Wenn bereits eine Untersuchung/Behandlung eingegeben ist, fragt das Programm Sie, ob die neue Untersuchung/Behandlung als Kopie des gerade aktuellen Datensatzes angelegt werden soll.

Wenn Sie eine weitere Untersuchung für einen Patienten eingeben wollen, markieren Sie zunächst eine alte Untersuchung dieses Patienten. Dann können Sie durch einen Klick auf die Schaltfläche »Neu« die Daten des Patienten übernehmen – die alten Untersuchungsergebnisse werden dabei nicht übernommen.

Wenn Sie bei dieser Nachfrage »Leer« angegeben haben, können Sie in der nächsten Ansicht einen Patienten aus der Liste der bereits eingegebenen Patienten auswählen. Sonst wird diese Ansicht übersprungen und gleich der nächste Bildschirm angezeigt, in dem Sie weitere Angaben machen können: Eine der dem Patienten bereits zugeordneten Verordnungen ist auswählbar, und Daten für diese Verordnung können ggf. ergänzt werden. Auf der rechten Seite des Bildschirms wird das Datum der Untersuchung eingegeben, der behandelnde Therapeut aus einer Vorgabeliste ausgewählt bzw. das betroffene Gelenk/Region und die Extremität angegeben. Einige der in dieser Ansicht gezeigten Felder sind Pflichtfelder, d.h. sie müssen ausgefüllt werden. Mit einem Klick auf die Schaltfläche »Weiter« wird der Datensatz angelegt. Falls es sich nicht um die erste Untersuchung/Behandlung eines Patienten zu einer angegebenen Verordnung handelt, werden beim Anlegen des neuen Datensatzes alle markierten Untersuchungen vorgegeben, die bei der ersten Untersuchung festgelegt wurden (s.u.).

4.5.4 Markierung von Einzeluntersuchungen

Ziel des Physiomanagers ist es, einerseits viele unterschiedliche Eingabemöglichkeiten zur Verfügung zu stellen, um alle Untersuchungsergebnisse dokumentieren zu können, andererseits soll die Eingabezeit möglichst minimiert werden. Um den *Verlauf* einer Patientenbehandlung dokumentieren zu können, ist es möglich, einzelne Untersuchungen im Rahmen einer ersten Patientenuntersuchung bzw. -behandlung zu markieren. Diese markierten Untersuchungen/Maßnahmen werden dann bei den weiteren Untersuchungen/Behandlungen des Patienten automatisch vorgegeben, sodass Sie nicht jedesmal alle Auswahllisten durchgehen müssen, um die für eine Verlaufsbeurteilung geeignete Untersuchung/Maßnahme auszuwählen.

Bei der ersten Untersuchung/Behandlung eines Patienten, der mit einer bestimmten Verordnung zu Ihnen gekommen ist, können Sie Einzeluntersuchungen und Maßnahmen festlegen (markieren), die Sie auch bei den weiteren Behandlungen durchführen werden. Dadurch verringert sich die für die Dokumentation notwendige Zeit.

Darüber hinaus ist es auch möglich, bei jeder Behandlung zusätzliche, nicht markierte, Einzeluntersuchungen oder Maßnahmen zu dokumentieren. Das könnte insbesondere dann wichtig sein, wenn die erste Untersuchung, die einer Verordnung zugeordnet ist, sehr umfangreich ist. Aus der Vielzahl der einzelnen Untersuchungen können Sie dann die festlegen, die wahrscheinlich im weiteren Verlauf am aussagekräftigsten sind. Im abschließenden Verlaufsbericht werden dann nur die markierten Untersuchungen/Behandlungen ausgegeben.

4.5.5 Erstellen von Berichten

Aus den Untersuchungen und Behandlungen können die folgenden vier Berichte erstellt werden:

- Beschwerdedokumentation
- Untersuchungsbericht
- Verlaufsbericht
- Maßnahmenbericht.

Die Berichterstellung beginnt jeweils mit dem Klick auf die Schaltfläche »Berichte«, die in jeder Ansicht der Untersuchungen/Behandlungen verfügbar ist. Dann schaltet das Programm in eine andere Ansicht um, in der die jeweilige Schaltfläche die Erstellung eines der vier Berichte startet. Über ein Hilfe-Fragezeichen ist eine kurze Charakterisierung des jeweiligen Berichtes aufrufbar. Außer bei der Beschwerdedokumentation wird jeweils eine Tabelle angezeigt, in der das Datum und der Zeitraum der letzten Berichte aufgeführt ist. Über diese Liste können die Berichte noch einmal aufgerufen oder aber gelöscht werden.

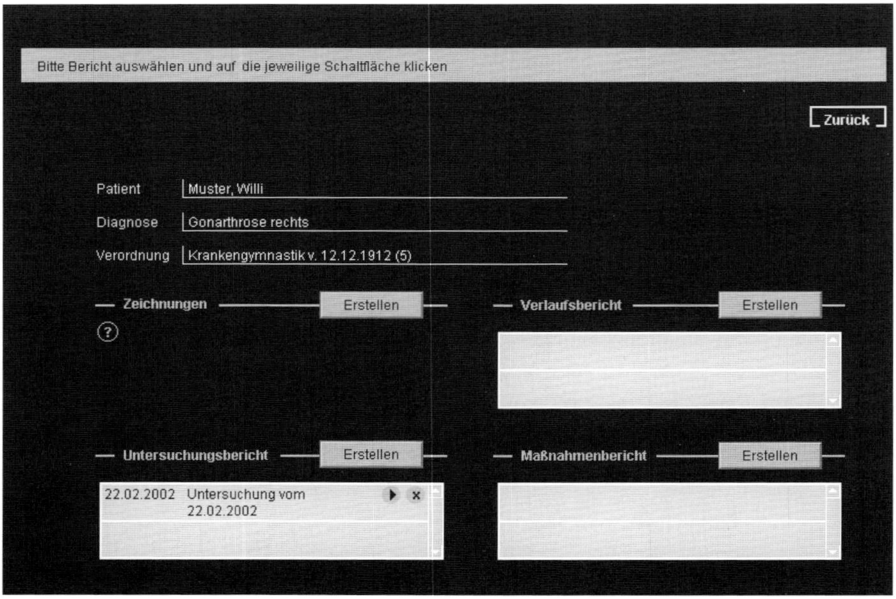

Abb. 17: Ansicht »Berichte« bei den Untersuchungen/Behandlungen

Beschwerdedokumentation

Der Bericht druckt ein Ganzkörperschema aus (**Abb. 18**), indem Sie oder Ihr Patient selbst seine aktuellen Beschwerden eintragen kann. Dieser Bericht kann jederzeit erstellt werden und dient der Dokumentation der aktuellen Beschwerden oder kann als aktueller Befund einem der anderen Berichte hinzugefügt werden.

Freddi Fysio
Physiotherapeutenstraße 12
89898 Physingen

Dokumentation der Beschwerdesymptomatik
Freitag, 22. Februar 2002

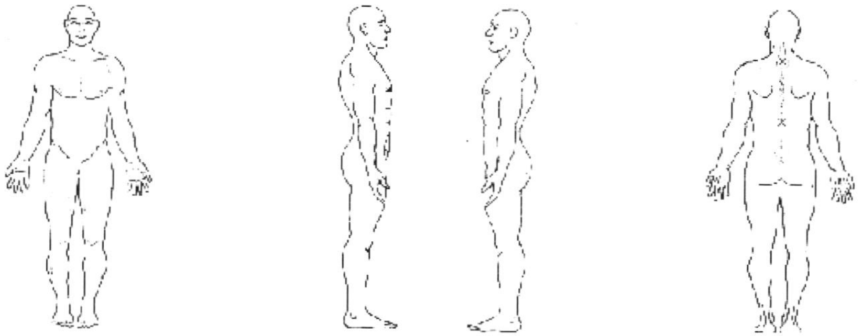

Muster, Willi, Diagnose: Gonarthrose rechts, Verordnung: Krankengymnastik v. 12.12.1912 (5)

Kto.-Nr. 121212. Sparkasse Physingen, BLZ 778 777 77

Abb. 18: Ganzkörperschema zur Beschwerdedokumentation.

Untersuchungsbericht

Der Untersuchungsbericht fasst *alle eingegebenen* Detailuntersuchungen bzw. Befunde zur aktuellen Untersuchung/Behandlung zusammen und druckt die Ergebnisse aus. Er kann jederzeit nach Fertigstellung der Dokumentation einer Untersuchung/Behandlung erstellt werden und wird jeweils mit dem Datum der Untersuchung und dem aktuellen Tagesdatum versehen. Erstellte Berichte werden gespeichert und sind über die Ansicht »Berichte« jederzeit wieder aufrufbar.

Sollte Ihnen bei der Dokumentation der Untersuchungsergebnisse ein Fehler unterlaufen sein, löschen Sie den Bericht wieder und erstellen ihn nach Korrektur des Fehlers neu.

Verlaufsbericht

Der Verlaufsbericht fasst *alle markierten* Detailuntersuchungen in allen Untersuchungen/Behandlungen zusammen, die einer Verordnung zugeordnet sind, und bietet die Möglichkeit zum Ausdrucken (Bedeutung der Markierung s. Kap. 4.5.4, S. 38). Der Bericht kann erstellt werden, wenn zwei oder mehr Untersuchungen/Behandlungen zur aktuellen Verordnung dokumentiert sind – damit sind also Zwischenberichte, Berichte bei Abbruch der Behandlung und Berichte zum Abschluss der Behandlung möglich. Wird ein Verlaufsbericht zu einem Zeitpunkt ausgedruckt, zu dem das Programm bereits einen Bericht angemahnt hat (wenn die entsprechende Anzahl von Behandlungen erreicht ist), wird der Status der Verordnungen automatisch zurückgesetzt (in das Feld »erledigt« bei den Verordnungen wird »ja« eingetragen), und die Verordnung nicht mehr bei den noch fälligen Rückmeldungen angezeigt.

Maßnahmenbericht

Er dient dem gleichen Zweck wie der Verlaufsbericht, enthält aber nur die bei den Untersuchungen eingegebenen Behandlungen sowie den jeweiligen Status der Beschwerden vor und nach der jeweiligen Behandlung. Dies entspricht den Richtlinien zum Heilmittelkatalog, nach denen die jeweilige Leistung, die Reaktion des Patienten und eventuelle Besonderheiten dokumentiert werden sollen. Auch für den Maßnahmenbericht gilt, dass mit seinem Ausdruck, wenn das Programm bereits einen Bericht angemahnt hat, im Feld »erledigt« bei den Verordnungen automatisch »ja« eingetragen wird.

4.6 Behandlungen

4.6.1 Eingabemöglichkeiten

Alle Untersuchungen bzw. Behandlungen, die bei einem Patienten durchgeführt werden, werden in einer gemeinsamen Datei dokumentiert. Sie ist die Hauptdatei des Programms (mit den Registern Untersuchungen und Behandlungen), die den inhaltlichen Schwerpunkt der Datensammlung – alle Daten der Untersuchungen – bildet. Dabei sind die Untersuchungen/Behandlungen sowohl an die Diagnose des Patienten – oder eine seiner Diagnosen – als auch an die jeweilige Verordnung gebunden. Für jede Behandlung können in der Ansicht »Maßnahmen« die aktuellen Beschwerden des Patienten vor und nach der Behandlung anhand einer Skala und als Freitext eingegeben werden. Außerdem ist die Eingabe von beliebig vielen Therapiemaßnahmen möglich.

4.6.2 Ansichten

Liste

Wie bei den Untersuchungen werden auch bei den Behandlungen in der Listenansicht nur wenige Daten angezeigt. Die Liste dient der groben Orientierung und ggf. dem schnellen Zugriff auf einzelne Behandlungen. Da die Menge der Behandlungen schnell zunehmen wird, können Sie in der Vorgabedatei einstellen, dass beim Wechsel der Ansichten innerhalb der Untersuchungs- und Behandlungsdatei immer nur die Behandlungen des gerade aktuellen Patienten angezeigt werden. Dadurch ist es möglich, alle Behandlungen des jeweils aktuellen Patienten zusammen angezeigt zu erhalten. Wenn Sie auf den Pfeil links neben den Behandlungen klicken, gelangen Sie in die Ansicht »Maßnahmen« als einzige weitere Ansicht bei den Behandlungen. Die in der Listenansicht der Untersuchungen vorhandenen Felder zur Anzeige, in welchen Ansichten evtl. bereits etwas eingetragen wurde, ist hier nicht vorhanden.
Die Schaltflächen in der dritten Reihe der Menüleiste haben die in **Tab. 11** angegebenen Funktionen.

Tab. 11: Schaltflächen in der Ansicht »Liste« (Behandlungen)

Option	Funktion
Neu	Erstellt eine komplett neue Behandlung oder eine neue Behandlung für den gerade aktuellen Patienten
Ändern	Ermöglicht es, Daten der gerade aktuellen Behandlung zu ändern
akt. Pat.	Zeigt nur die Behandlung des gerade aktuellen Patienten an
alle Pat.	Zeigt alle bisher bereits eingegebenen Behandlungen an
Löschen	Löscht die aktuelle Behandlung nach Rückfrage
Berichte	Startet die Berichterstellung
Termine	Zeigt die Ansicht mit den aktuellen oder bereits überschrittenen Terminen für eine Rückmeldung an den verordnenden Arzt an
Vorgaben	Wechselt in die Vorgabendatei, in der Sie z.B. Standard-Layouts festlegen und Auswahllisten spezifizieren können
Ende	Beendet den Physiomanager nach Rückfrage

Maßnahmen

In dieser Ansicht können einerseits ein Kurz-Beschwerdestatus des Patienten vor und nach der Behandlung als auch die während einer Behandlung durchgeführten Maßnahmen dokumentiert werden. Der Kurz-Beschwerdestatus setzt sich aus einer allgemeinen Bewertung (Freitextfeld), dem Schmerzstatus und einem Feld für das Bewegungsausmaß für die Beurteilung vor der Behandlung zusammen. Nach der Therapie können die entsprechenden Felder ebenfalls ausgefüllt werden, womit der Status vervollständigt wird.

Zusätzlich kann jede einzelne Maßnahme in ihrer Wirkung vom Patienten beurteilt und dann entsprechend dokumentiert werden. Die Maßnahmen werden mit in die Berichte Untersuchungs- und Verlaufsbericht aufgenommen.

Oberhalb der Tabelle der Maßnahmen ist angegeben, ob und ggf. wann das letzte Mal bei dem aktuell angezeigten Patienten eine erweiterte Anamnese angelegt wurde. Diese ist insbesondere dann wichtig, wenn z.B. manipulative Maßnahmen an der Wirbelsäule durchgeführt werden sollen. Eine neue erweiterte Anamnese kann über die Schaltfläche »Erw. Anamnese« in der dritten Reihe der Menüleiste erstellt werden (Einzelheiten zur erweiterten Anamnese s. Kap. 4.7.4, S. 56).

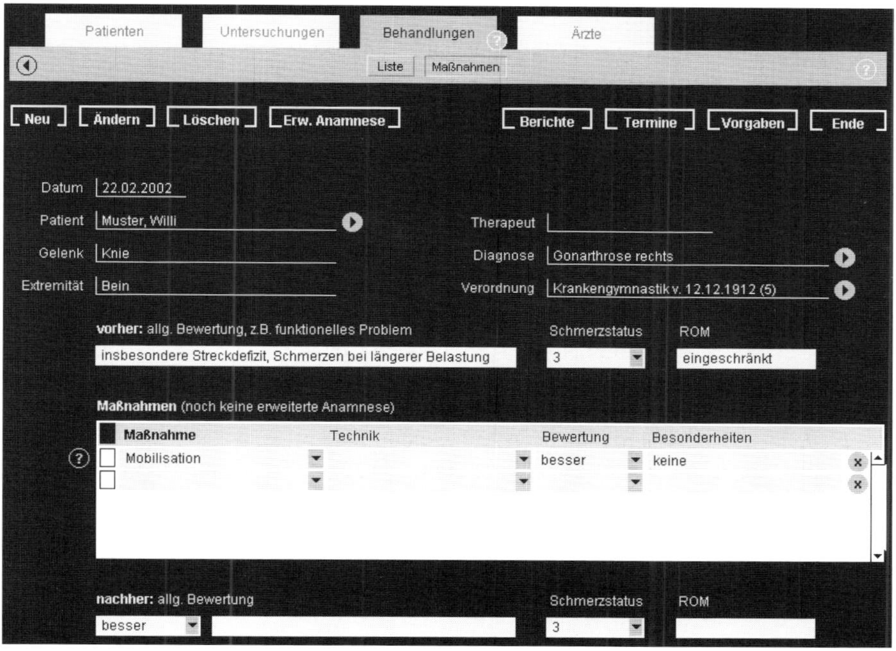

Abb. 19: Ansicht »Maßnahmen« bei den Behandlungen.

Die Schaltflächen in der dritten Reihe der Menüleiste haben die in **Tab. 12** angegebenen Funktionen.

Tab. 12: Schaltflächen in der Ansicht »Maßnahmen« (Behandlungen)

Option	Funktion
Neu	Erstellt eine komplett neue Behandlung oder eine neue Behandlung für den gerade aktuellen Patienten
Ändern	Ermöglicht es, Daten der gerade aktuellen Behandlung zu ändern
Löschen	Löscht die aktuelle Behandlung nach Rückfrage

Option	Funktion
Erw. Anamnese	Erstellt eine neue erweiterte Anamnese zum Ausschluss bestimmter Erkrankungen, z.B. vor manueller Therapie
Berichte	Startet die Berichterstellung
Termine	Zeigt die Ansicht mit den aktuellen oder bereits überschrittenen Terminen für eine Rückmeldung an den verordnenden Arzt an
Vorgaben	Wechselt in die Vorgabendatei, in der Sie z.B. Standard-Layouts festlegen und Auswahllisten spezifizieren können
Ende	Beendet den Physiomanager nach Rückfrage

4.6.3 Neueingabe einer Behandlung

Aus jeder Ansicht bei den Behandlungen heraus kann über die Schaltfläche »Neu« eine neue Behandlung eingegeben werden. Da Behandlungen und Untersuchungen in der gleichen Datei gespeichert werden, wird bei der Eingabe einer neuen Behandlung gleichzeitig auch eine neue Untersuchung angelegt. Das Vorgehen beim Anlegen einer neuen Behandlung entspricht demjenigen bei den Untersuchungen (Kap. 4.5.3, S. 37).

4.6.4 Markierung von Einzeluntersuchungen

Wie schon bei den Untersuchungen, so können auch hier einzelne Maßnahmen bei den Behandlungen markiert und damit als Standard für weitere Behandlungen festgelegt werden. Einzelheiten dieser speziellen Funktion sind bei den Untersuchungen erläutert (Kap. 4.5.4, S. 38).

4.7 Weitere Dateien

4.7.1 Vorgabendatei

Die Vorgabendatei enthält folgende Konfigurationsmöglichkeiten:

- Eingabe der eigenen Praxisdaten für den Ausdruck auf den Berichten
- Einstellung der Standard-Layouts für die Patienten, Ärzte und Untersuchungen
- Einstellung, ob bei der Neueingabe von Untersuchungen Einzeluntersuchungen bzw. Maßnahmen vorgegeben werden sollen: Es kann entweder ein Leerdatensatz (also

keine Vorgabe) erstellt werden oder es werden automatisch die Untersuchungen vom letzten Mal (Standard) oder alle Untersuchungen vorgegeben

- Einstellung, ob der Untersuchungsbericht standardmäßig an den verordnenden Arzt (Standard) oder den Hausarzt gehen soll
- Anpassung der Auswahllisten an die eigenen Untersuchungsgewohnheiten bzw. die häufig in Ihrer Praxis vorkommenden Fälle

Ändern der Auswahllisten

Viele der Auswahllisten des Physiomanagers können in der Vorgabendatei geändert werden. Auswahllisten haben den großen Vorteil, dass sie eine schnelle und standardisierte Eingabe ermöglichen. Daher sind viele Felder im Programm mit Auswahllisten hinterlegt. Im Einzelnen können die in **Tab. 13** angegebenen Auswahllisten verändert werden. Je besser Sie diese Auswahllisten an Ihren Bedarf anpassen, um so effektiver werden Sie mit dem Physiomanager arbeiten.

Tab. 13: In der Vorgabendatei veränderbare Vorgabewerte

Schaltfläche	**Beschreibung**	**Ansichten (Beispiele)**
Diagnosen	Ruft eine Liste mit allen Diagnosen auf, die einem Patienten zugewiesen werden können. In einem Zusatzfeld können die ICD-Nummern eingegeben werden, in einem weiteren Feld muss festgelegt werden, ob bei dieser Diagnose eine Seitenangabe (»rechts« oder »links«) zugelassen wird (s.u.)	»Diagnosen« (Patienten)
Skalen	Ruft eine Ansicht auf, in der die Stufen der verschiedenen Skalen (z.B. Schmerz, Kraft, Endgefühl, Konsistenz) eingegeben bzw. verändert werden können	verschiedene
Gelenke	Definiert in einer Ansicht alle Vorgabewerte, die dem jeweiligen Gelenk zugeordnet werden (z.B. Kennmuskeln, Funktionstests, Freiheitsgrade, Translationswerte). Aus dieser Ansicht kann ein weiterer Bildschirm aufgerufen werden, in der für das aktuell geänderte Gelenk die Freiheitsgrade definiert werden können	Tabellen in vielen Ansichten der Untersuchungen und Behandlungen

Schalt-fläche	Beschreibung	Ansichten (Beispiele)
Kenn-muskeln	Ruft eine Ansicht auf, in der beliebige Muskeln eingegeben werden können. Diesen Muskeln kann jeweils ein Reflex, ein Dermatom und eine neurodynamische Untersuchung zugeordnet werden. Eine Neueingabe eines Muskels macht aber nur Sinn, wenn dieser auch als Kennmuskel bei den Gelenken eingegeben wurde (s.u.)	»Nerven« (Untersuchungen)
Extremi-täten	Definiert die Stellen, an denen typischerweise Extremitätenumfänge gemessen werden	»Umfang« (Untersuchungen)
Zeichen	Definiert entweder die Vorgabewerte für die zentralen Zeichen (Vorgabe: Romberg-Zeichen, Unterberger-Tretversuch) oder die Rückenmarkzeichen (Vorgabe: Babinski, Tonus, Klonus, Hyperreflexie)	»Nerven« (Untersuchungen)
Maß-nahmen	Definiert die Vorgabeliste für die Maßnahmen, mit denen Sie in Ihrer Praxis am meisten arbeiten. Vorgabe im Physiomanager sind Mobilisation, Stabilisation und Schmerzlinderung	»Maßnahmen« (Behandlungen)
Verord-nungen	Definiert die häufigsten Verordnungen, die in Ihrer Praxis vorkommen. Vorgabe im Physiomanager sind Physiotherapie, Krankengymnastik, Lymphdrainage und manuelle Therapie	»Verordnungen« (Patienten)
Versiche-rungen	Schaltet in eine Liste der Krankenversicherungen um, die entsprechend verändert werden kann	»Detail« (Patienten)
Fach-arztna-men	Definiert die Facharztbezeichnungen, die einem Arzt zugewiesen werden können	»Detail« (Ärzte)
Thera-peuten	Listet alle Therapeuten in Ihrer Praxis auf	»Neu« (Untersuchungen, Behandlungen)

Diagnosen

Diagnosen werden in der Ansicht »Diagnosen« bei den Patienten angezeigt. Dort wird zunächst die gesamte Auswahlliste präsentiert, wenn auf den Pfeil nach unten neben dem Eingabefeld geklickt wird; es ist aber auch möglich, direkt in das Feld zu klicken und eine Diagnose selbst einzugeben. Wenn dann dem aktuellen Patienten eine Verordnung zugeordnet werden soll, werden nur noch die Diagnosen dieses Patienten angezeigt. Im Physiomanager wurde das Prinzip einer Auswahlliste gewählt, um die Diagnosen einerseits schnell eingeben zu können und andererseits die Eingaben etwas zu standardisieren. Die häufigsten Diagnosen sind dabei in der Vorgabendatei über die Schaltfläche »Diagnosen« erreichbar und können verändert, erweitert oder gelöscht werden.

Wird eine bereits einem Patienten zugewiesene Diagnose in der Vorgabendatei geändert, wirkt sich dies nicht mehr auf die bereits eingegebene Diagnose aus!

Für jede Diagnose *kann* eingegeben werden, welche ICD-Nummer der Diagnose entspricht, und es *muss* eingegeben werden, ob bei der jeweiligen Diagnose eine Seitenangabe gemacht werden darf, d.h. die Eingabe von »rechts« oder »links« möglich ist.

Kennmuskeln

Kennmuskeln sind bereits den einzelnen Gelenken/Regionen zugeordnet. Diese Zuordnung kann verändert werden, indem das entsprechende Layout über die Schaltfläche »Gelenke« aufgerufen wird. Dabei ist zu beachten, dass den einzelnen Gelenken sowohl Kennmuskeln als auch viele weitere Muskeln (sortiert unter »Muskulatur«) zugeordnet werden können. Die »Kennmuskeln« werden in der Ansicht »Nerven« bei den Untersuchungen benötigt. Hier können diesen Kennmuskeln Reflexe, Dermatome und neurodynamische Untersuchungen zugeordnet werden, die dann untersucht und in den Nervenstatus mit aufgenommen werden können. Dagegen erscheint die Liste der gesamten Muskulatur zwar auch bei den Untersuchungen, aber in den Ansichten »Muskeln« und »Palpation«. Dort kann entweder die Muskelkraft, Kontraktions-, Palpations-, Dehnungsschmerz und eine Verkürzung dokumentiert werden (Ansicht »Muskeln«, Kap. 4.5.2, S. 34) oder es können Muskelschmerz und -konsistenz eingegeben werden (Kap. 4.5.2, S. 35).

Da die Kennmuskeln und die Muskulatur an unterschiedlichen Stellen des Programms in Auswahllisten benötigt werden, kann es sein, dass sich Muskelnamen überschneiden.

Die Vorgabe, welchen Kennmuskeln welche Reflexe, Dermatome und neurodynamische Untersuchungen zugeordnet werden, wird durch die Schaltfläche »Kennmuskeln« ermöglicht. Diese Zuordnung wird in der Ansicht »Nerven« bei den Untersuchungen nur dann funktionieren, wenn die Muskeln, die einem Gelenk zugeordnet sind, auch hier bei den Kennmuskeln aufgeführt und mit Werten vorbelegt werden. Wenn also dem Ellenbogen über die Schaltfläche »Gelenke« der Kennmuskel »M. biceps brachii« zugeordnet ist, dann muss dieser Muskel auch über die Schaltfläche »Kennmuskeln« mit den Zuordnungen für Reflexe (Bizepssehenreflex), Dermatome (C6) und Neurodynamik (ULNT 2a) vorbelegt werden, wenn das automatische Eintragen dieser Werte in der Ansicht »Nerven« bei den Untersuchungen gewünscht ist.

Ändern der Praxisanschrift

Der jeweilige Status der diesbezüglichen Eingaben wird Ihnen in der Vorlagendatei unter »Praxisanschriften« angezeigt. Ihre Daten können Sie eingeben oder ändern, wenn Sie in der Vorlagendatei unter »Praxisanschriften« auf »Ändern« klicken. Im nachfolgenden Layout können Sie eine vierzeilige Praxisanschrift und/oder eine einzeilige Fußzeile eingeben. Mit »zurück« kommen Sie wieder in die Hauptansicht der Vorlagendatei zurück.

Ändern der Standard-Layouts

Wenn Sie in der Listenansicht bei den Patienten, Ärzten oder Untersuchungen auf den Pfeil links neben einem Datensatz klicken, gelangen Sie bei den Patienten und Ärzten in die Detailansicht und bei den Untersuchungen zur Ansicht »Inspektion«. Dies sind die Vorgabe-Ansichten, die Sie hier im Rahmen »Layoutauswahl beim Umschalten von der Liste« ändern können. Alle möglichen Ansichten der jeweiligen Datei sind dabei in der Auswahlliste vorhanden. Bitte wählen Sie ein ggf. anderes Layout aus und klicken Sie jeweils auf die nebenstehende Schaltfläche »Ändern«.

Die Auswahl einer anderen Ansicht reicht alleine nicht aus. Die neue Ansicht wird erst durch einmaligen Klick auf die Schaltfläche »Ändern« als neues Standard-Layout übernommen.

Ändern der Listeneinstellungen

Wenn Sie innerhalb der Untersuchungen/Behandlungen von der Listenansicht in eine andere Ansicht wechseln, wird Ihnen der gerade markierte Datensatz angezeigt. Wenn Sie dann wieder zur Listenansicht zurückkehren, kann

- entweder die Liste mit allen bisher eingegebenen Datensätzen oder
- eine Liste mit allen Datensätzen des gerade aktuellen Patienten angezeigt werden.

Wenn Sie in der Listenansicht also immer alle Datensätze, d.h. alle Untersuchungen/Behandlungen einsehen wollen, dann muss im Feld Listeneinstellung »1 = alle Datensätze« eingegeben sein. Wenn Sie aber nur den Überblick über alle Untersuchungen/Behandlungen haben wollen, die beim aktuellen Patienten durchgeführt wurden, dann muss der Feldwert auf »2 = nur akt. Patient« geändert werden. Wenn Sie bereits viele Untersuchungen eingegeben haben, ist die zweite Einstellung wahrscheinlich sinnvoller, weil sie einen besseren Überblick ermöglicht.

Nachdem Sie den Feldwert geändert haben, müssen Sie die Änderung durch Klick auf die Schaltfläche »Ändern« in der Untersuchungs-/Behandlungsdatei registrieren.

Ändern der Untersuchungen

Wenn Sie eine neue Untersuchung eingeben, die die erste Untersuchung zu einer Verordnung ist, werden zunächst keine Einzeluntersuchungen eingetragen, d.h. die in den Auswahllisten angebotenen Vorgaben für die speziellen Untersuchungen werden nicht automatisch der Untersuchung zugeordnet. Indem Sie einzelne Untersuchungen aus den Auswahllisten auswählen, ihnen Werte zuordnen und sie markieren, legen Sie sie gleichzeitig als Standarduntersuchung fest. Bei der nächsten Untersuchung werden diese markierten Einzeluntersuchungen automatisch eingetragen, sodass sie nur noch die gemessenen Werte eintragen oder Befunde beschreiben müssen. Dieses Standardvorgehen kann geändert werden, indem in der Auswahlliste entweder »keine« ausgewählt wird, damit bei der nächsten Untersuchung keine Vorgaben gemacht werden oder »alle vom ersten Mal«, damit – unabhängig, davon, ob die Untersuchungen als Standard markiert wurden – alle Einzeluntersuchungen vom letzten Mal automatisch auch für die aktuelle Untersuchung übernommen werden. Dies kann aber sehr schnell zu einer sehr großen Datenmenge führen und wird daher insbesondere für ältere Rechner nicht empfohlen.

Wenn Sie »alle vom ersten Mal« auswählen und sehr umfangreiche Erstuntersuchungen durchführen, kann es sein, dass Sie sehr schnell sehr viele Datensätze erhalten.

Der Physiomanager ist so konzipiert, dass möglichst nur dann Speicherplatz für Daten angelegt wird, wenn diese Daten benötigt werden, d.h. wenn auch eine entsprechende Untersuchung durchgeführt wird. Weil die erste Untersuchung wahrscheinlich ausführlicher ist als die folgenden, gibt es die Möglichkeit der Markierung von Einzeluntersuchungen. Markieren Sie also diejenigen Einzeluntersuchungen ihrer Erstuntersuchung, die Sie als wesentlich für den Verlauf erachten und die Sie jedesmal durchführen wollen. Eine Änderung des hier beschriebenen Standardvorgehens ist nur sinnvoll, wenn wirklich keine Vorgabe gewünscht ist oder immer alle Einzeluntersuchungen der ersten Untersuchung auch bei den nächsten Untersuchungen durchgeführt werden (müssen).

Ändern des Arztes, der den Bericht erhält

Standardvorgabe ist, dass der verordnende Arzt den Untersuchungs- oder Verlaufsbericht erhält. In Ausnahmefällen ist es vielleicht notwendig, diese Vorgabe zu ändern und standardmäßig den Hausarzt als Empfänger der Berichte einzugeben.

4.7.2 Diagnosen

Diagnosen werden in der Regel beim Patienten in der Ansicht »Diagnosen« eingegeben. Die dort zur Verfügung stehende Auswahlliste kann bei den Vorgaben angepasst werden.

In einigen Fällen reicht möglicherweise die alleinige Nennung der Diagnose und der Leitsymptome nicht aus, sondern es sollen weitere Angaben z.B. zur Entstehung der aktuellen Verletzung dokumentiert werden. Dies ist in der Diagnosendatei möglich, die über die o.g. Ansicht (über den Pfeil rechts in der Tabelle der eingegebenen Diagnosen) erreicht werden kann.

Die Diagnosendatei kann aber auch über jede Ansicht bei den Untersuchungen/Behandlungen erreicht werden, in der die jeweilige Diagnose angezeigt wird.

In der Diagnosendatei stehen in zwei Ansichten (Seite 1 und 2) weitere Felder zur Verfügung, mit denen sich die folgenden Angaben des Patienten oder des verordnenden Arztes festhalten lassen (**Abb. 20**):

- Schmerz- und Unfallanamnese: Angaben zum Unfall, Schmerzbeginn, Verlauf und bisherige Therapie
- Schmerzbeschreibung: ausführliche Parameter zur Beschreibung des Schmerzes
- Diagnostik: evtl. durchgeführte bildgebende, Labor- oder invasive Diagnostik und deren Ergebnisse
- Erwartung des Patienten
- Bemerkungen.

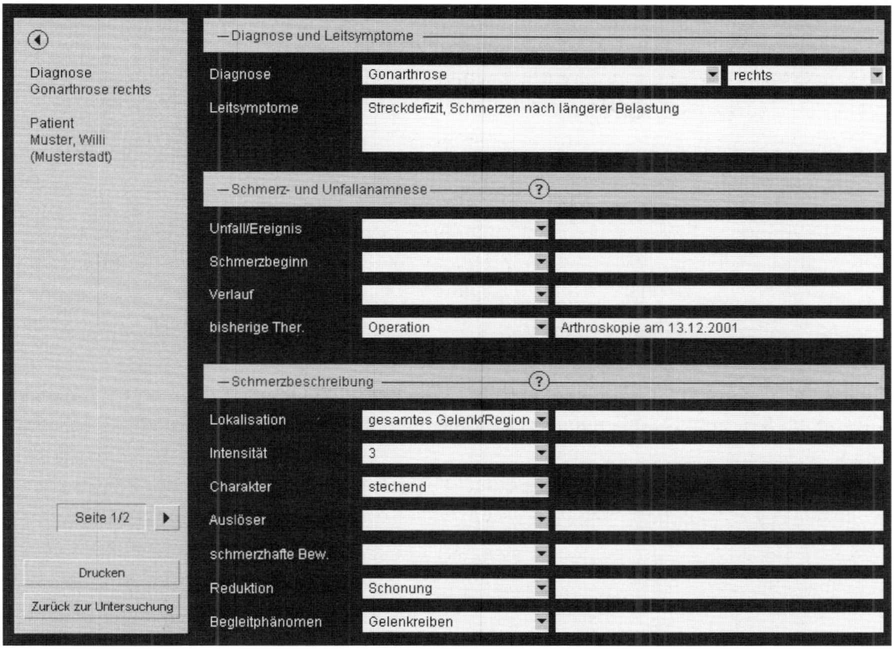

Abb. 20: Ansicht 1 der Diagnosendatei.

Grundsätzlich sind die Angaben sowohl standardisiert als auch als freier Text möglich. Bei den standardisierten Angaben definieren Sie mit Ihren Eingaben nach und nach den Inhalt der Auswahllisten. Das heißt, wenn Sie z.B. bei einem Patienten in der Schmerz- und Unfallanamnese im Feld »Schmerzbeginn« »direkt nach dem Unfall« eingegeben haben, wird Ihnen diese Eingabe ab dann auch bei allen anderen Patienten zur Auswahl zur Verfügung stehen (Typ-1-Auswahlliste, s. Kap. 6.1.5, S. 66).

Damit die Auswahllisten überschaubar bleiben, empfiehlt es sich, in den standardisierten Feldern nur die Angaben einzutragen, die tatsächlich häufig vorkommen.

Die Schaltfläche unten links ist, je nachdem, von wo aus Sie die Diagnosendatei geöffnet haben, mit dem Text »Zurück zum Patient« oder »Zurück zur Untersuchung« beschriftet. Ein Klick auf diese Schaltfläche führt Sie in die Ansicht zurück, von der aus Sie die Diagnosendatei aufgerufen haben. Die zweite Schaltfläche unten links ermöglicht den Ausdruck der zur Diagnose angegebenen Daten.

4.7.3 Verordnungen

Verordnungen werden in der Regel beim Patienten in der Ansicht »Verordnungen« eingegeben. Die dortige Tabelle erfasst schon wesentliche Aspekte der Verordnung. Die für die genaue Verordnung zur Verfügung stehende Auswahlliste kann bei den Vorgaben angepasst werden.

In einigen Fällen reicht möglicherweise die Spezifizierung der Verordnung, wie sie in der Tabelle dieser Ansicht vorgenommen werden kann, nicht aus, sondern es sollen weitere Angaben gemacht werden. Insbesondere kann z.B. in der Tabelle nicht eingegeben werden, nach wie vielen Behandlungen bzw. wann der verordnende Arzt eine Rückmeldung haben muss. Dies ist in der Verordnungendatei möglich, die über die o.a. Ansicht (über den Pfeil rechts in der Tabelle der eingegebenen Verordnungen) erreicht werden kann.

Die Verordnungsdatei kann aber auch über die Ansicht »Verordnungen« bei den Ärzten erreicht werden oder alternativ über jede Ansicht bei den Untersuchungen/Behandlungen, in der die jeweilige Verordnung angezeigt wird.

In der Verordnungendatei stehen in einer Ansicht weitere Felder zur Verfügung, mit denen sich die folgenden Angaben des verordnenden Arztes festhalten lassen (**Abb. 21**):

- Weitere in der Verordnung stehende, optionale oder ergänzende Heilmittelverordnungen
- Weitere Angaben zur Verordnung, z.B. Frequenz der Behandlung innerhalb einer Woche, ob Hausbesuche erforderlich sind und Therapieziele
- Kontraindikationen und limitierende Faktoren für die Behandlung
- Eingabe eines Datums oder der Zahl der Behandlungen, nach denen eine Rückmeldung erforderlich ist
- Eintrag, ob sich eine Rückmeldung erledigt hat oder nicht (wird teilweise automatisch verwaltet, wenn Berichte ausgedruckt werden, Kap. 4.5.5, S. 42).

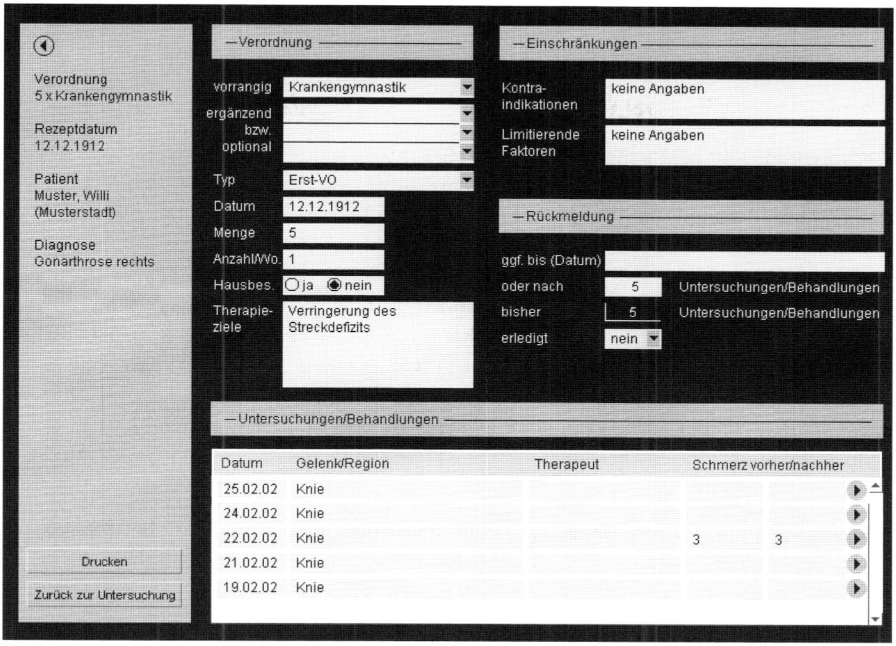

Abb. 21: Ansicht der Verordnungendatei.

Die »offenen« Rückmeldungen« (d.h. wenn der Rückmeldungstermin oder die Anzahl der Untersuchungen/Behandlungen überschritten ist) werden in der Startdatei des Programms angezeigt (s. auch Kap. 4.2, S. 18). Damit können bei jedem Start des Physiomanagers sofort die für den aktuellen Tag anstehenden oder bereits überfälligen Rückmeldungen eingesehen werden. Soll eine Rückmeldung aus dieser Liste entfernt werden, ist dies bei den Verordnungen möglich, indem in das Feld »erledigt« »ja« eingegeben wird.

Außerdem wird in einer Tabelle in dieser Ansicht angezeigt, welche Untersuchungen/Behandlungen bezüglich der Verordnung bereits durchgeführt wurden.
Die Schaltfläche unten links ist, je nachdem, von wo aus Sie die Diagnosendatei geöffnet haben, mit dem Text »Zurück zum Patient«, »Zurück zum Arzt« oder »Zurück zur

Untersuchung« beschriftet. Ein Klick auf diese Schaltfläche führt Sie in die Ansicht zurück, von der aus Sie die Verordnungendatei aufgerufen haben. Die zweite Schaltfläche unten links ermöglicht den Ausdruck der zur Verordnung angegebenen Daten.

4.7.4 Erweiterte Anamnese

In der Ansicht »Vorerkrankungen« bei den Patienten ist u.a. die Tabelle der erweiterten Anamnesen integriert. Die allgemeine Anamnese des Patienten kann jederzeit durch einen erweiterten Status ergänzt werden. Die dort gemachten Angaben werden in einer eigenen Datei patientenbezogen gespeichert und können, z.B. zur Ergänzung der Untersuchungsberichte (Kap. 4.5.5, S. 39) ausgedruckt werden.

Eine erweiterte Anamnese ist z.B. bei manipulativen Maßnahmen an der Wirbelsäule vorgeschrieben. Daher wird eine entsprechende Dokumentation vor manueller Therapie dringend empfohlen.

Um einen neuen erweiterten Status zu erstellen, klicken Sie bitte auf die Schaltfläche »Erstellen« in der o.g. Ansicht. Dann wechselt das Programm in die entsprechende Datei und erstellt einen neuen Status für den aktuellen Patienten. Sind bereits erweiterte Anamnesen eingegeben, werden sie in der Tabelle angezeigt und können im Detail durch Anklicken des Pfeils am rechten Rand der Tabelle aufgerufen werden.

Eine neue erweiterte Anamnese kann auch über die Ansicht »Maßnahmen« bei den Behandlungen aufgerufen werden.

Erstellen einer erweiterten Anamnese

Eine erweiterte Anamnese enthält verschiedene Kategorien, die checklistenartig abgefragt werden:

- Schwangerschaft
- Unfall
- Entzündung
- Gerinnungsstörungen
- Erbkrankheiten
- Medikamente
- Sonstiges.

Jede dieser links angezeigten Kategorien kann pauschal verneint werden, worauf ein Eingabefeld für diese Kategorie gar nicht erst angezeigt wird. Wird jedoch auf »ja« gewechselt, öffnen sich zwei Eingabefelder, in denen die Angaben des Patienten dokumentiert werden können, wenn er bestimmte Erkrankungen bejaht bzw. verneint. Oben rechts in der Kopfzeile findet sich das Kontrollfeld »automatische Vorgabe bei neuen Datensätzen«. Ist dieses Kästchen angekreuzt, werden in jeder neu erstellten erweiterten Anamnese automatisch häufige Erkrankungen in den Feldern aufgelistet, nach denen gefragt werden sollte. Ist das Kästchen nicht angekreuzt, bleiben die Felder leer.

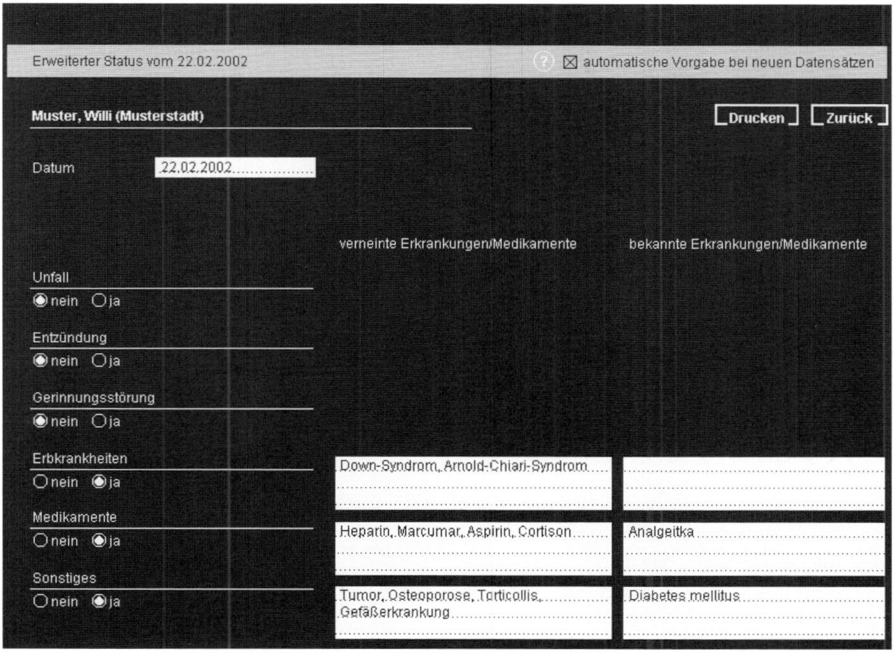

Abb. 22: Ansicht »erweiterte Anamnese«.

Ausdrucken

Über die Schaltfläche »Drucken« oben rechts können Sie den aktuell angezeigten erweiterten Status ausdrucken. Dabei wird Ihnen zunächst eine Druckvorschau angezeigt.

Wenn die Angaben so richtig sind, klicken Sie auf die Schaltfläche »Weiter« links im grauen Rahmen. Sie werden dann gefragt, ob die angezeigte Seite gedruckt werden soll. Wenn Sie dies bejahen, wird die Seite gedruckt und das Programm kehrt zum Ausgangsbildschirm zurück.

Im Ausdruck ist unten auf der Seite die Möglichkeit vorgesehen, dass der Patient seine Angaben mit seiner Unterschrift bestätigt, was insbesondere vor manueller Therapie Bedeutung hat.

4.7.5 Inspektionen

Unter Inspektion wird im Physiomanager eine detaillierte allgemeine, also nicht auf die aktuell betroffene Region bzw. das Gelenk ausgerichtete Untersuchung des Patienten verstanden. Diese kann jederzeit angelegt und beliebig oft wiederholt werden. Eine neue Inspektion kann über die Ansicht »Inspektion« bei den Untersuchungen und dort durch Anklicken der Schaltfläche »Erstellen« unten neben der Tabelle oder »Inspektion« in der dritten Reihe der Menüleiste angelegt werden.
Ist bereits eine Inspektion durchgeführt worden, wird diese in der Tabelle der o.g. Ansicht angezeigt. Mit dem rechts in dieser Tabelle angezeigten Pfeil können Details der jeweiligen Untersuchung angezeigt werden.
Wenn eine neue Inspektion erstellt ist, stehen mehrere Felder zur Verfügung, in die der jeweilige Befund verschiedener Regionen in der Frontal- und Sagittalebene eingetragen werden kann (**Abb. 23**). Alle Eingabefelder sind Freitextfelder.
Jede Inspektion kann durch Anklicken der Schaltfläche »Drucken« ausgedruckt werden, wobei im Ausdruck alle eingegebenen Daten, eventuelle Leerfelder und das Untersuchungsdatum erscheinen.
Über die Schaltfläche »Zurück« kommen Sie wieder in die Ansicht zurück, von der aus Sie die Inspektion aufgerufen haben.

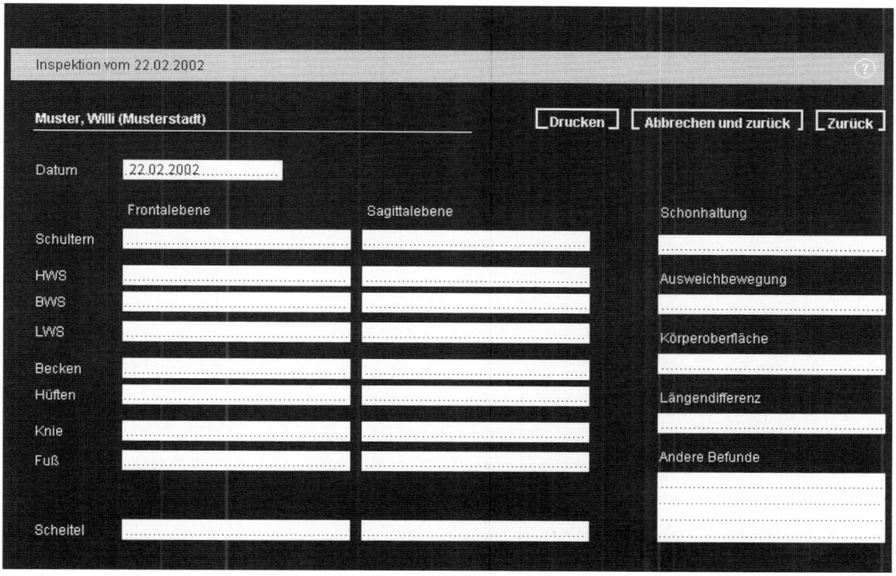

Abb. 23: Ansicht »Inspektion«.

4.7.6 Dateien der Untersuchungsdatei

Der Hauptdatei mit allen Untersuchungen und Behandlungen sind mehrere Hilfsdateien zugeordnet, die im Wesentlichen den Inhalt der Einzeluntersuchungen speichern, die in den Tabellen der Untersuchungsdatei eingegeben werden können. Der Dateiname dieser Dateien beginnt jeweils mit »udet« – sie enthalten keine eigenen Ansichten, sondern nur Daten. Wenn Sie also eine dieser Dateien einmal versehentlich geöffnet haben, schließen Sie sie am besten gleich wieder.

5 Weitere Arbeitsschritte mit dem Programm

5.1 Wiederherstellen beschädigter Dateien

Eine Datei des Physiomanager kann beispielsweise beschädigt werden, wenn der Strom ausfällt und die Datei gerade bearbeitet wird oder wenn unerwartete Hardwarefehler auftreten. Wenn eine Datei beschädigt sein sollte, werden Sie in einem Dialogfenster darauf hingewiesen. Schließen Sie den Physiomanager wieder und klicken Sie bei gedrückter Strg- und Shift-Taste (Windows) bzw. Wahl- und Optionstaste (Mac OS) auf die Datei »Physiomanager.exe« bzw. Physiomanager. Das Programm startet dann mit einem Dialogfeld »Beschädigte Datei öffnen«, in dem die defekte Datei ausgewählt werden kann. Diese wird dann repariert. Verfahren Sie so mit allen defekten Dateien. Sollte eine Wiederherstellung nicht funktionieren, wenden Sie sich bitte an den technischen Support.

5.2 Sicherheitskopien

Die Dateien des Physiomanagers, die die Endung »uuf« haben, sollten regelmäßig gesichert werden, weil sie die Daten enthalten, die Sie im Programm eingeben. Im Physiomanager ist die Datensicherung selbst nicht vorgesehen, daher sollten Sie diese Dateien – oder wahlweise das gesamte Verzeichnis – des Physiomanagers regelmäßig in ein Sicherungsverzeichnis kopieren. Das Programm sollte dabei zuerst geschlossen werden.

5.3 Datenimport

Wenn Sie bereits mit einem anderen Programm zur Patienten- bzw. Verordnungenverwaltung arbeiten, wollen Sie möglicherweise dort bereits eingegebene Daten in den Physiomanager übernehmen. Dabei ist der Import insbesondere von ASCII-Text-Daten (Felder durch Tabulatoren getrennt) oder von Daten aus Microsoft Excel möglich – er ist aber auf die beiden Dateien »aerzte.uuf« und »patienten.uuf« beschränkt, weil ein Import in alle anderen Dateien sehr wahrscheinlich zu Fehlfunktionen des Programms führen würde. Bitte beachten Sie beim Import von Daten in die beiden genannten Dateien, dass Sie nur in die Felder importieren, deren Anfangsbuchstaben groß geschrieben sind. Damit ist sichergestellt, dass keine Daten in automatisch berechnete Felder geschrieben werden. Importierte Daten werden den evtl. bereits vorhandenen Datensätzen hinzugefügt und müssen ggf. angepasst werden. Der Import von Daten wird über das Menü Funktionen gestartet.

5.4 Programm-Deinstallation

Wenn Sie nicht mehr mit dem Physiomanager arbeiten wollen, können Sie das Programm von der Festplatte entfernen, indem Sie das Verzeichnis, in das Sie den Physiomanager hineinkopiert haben, löschen. Mit der Installationsroutine (Windows) steht Ihnen auch eine Deinstallation zur Verfügung, die Sie zum gleichen Zweck verwenden können. Damit gehen aber nicht nur das Programm, sondern alle Daten und alle Konfigurationsänderungen, die Sie während der Arbeit mit dem Physiomanager erstellt haben, unwiderruflich verloren!

6 Benutzerführung und Hilfe

6.1 Benutzerführung

6.1.1 Allgemeines

Beim Physiomanager handelt es sich um eine Datenbank, deren Datensätze automatisch gespeichert werden, sobald Sie den gerade bearbeiteten Datensatz verlassen oder innerhalb eines Datensatzes die Bearbeitung eines Feldes beenden. Wenn Sie also ein Feld bearbeiten oder Daten in ein Feld eintragen, brauchen Sie nur auf den blauen Hintergrund des Dateifensters zu klicken, um diese Daten zu sichern. Ein zusätzliches Speichern des Datensatzes ist nicht notwendig.

Dass die Daten in den Feldern eines Datensatzes automatisch gespeichert werden, bedeutet auch, dass das Überschreiben von Daten nicht mehr rückgängig gemacht werden kann. Wenn also Daten in einem Feld überschrieben wurden, und der Datensatz wurde gespeichert, sind die alten Daten verloren.

Bei der Eingabe von Daten in die Felder eines Datensatzes können Sie mit der Tabulatortaste vom aktuellen Feld zum nächsten springen. Die einzelnen Felder können natürlich auch mit der Maus angeklickt werden. In den Tabellen, wie sie sich z.B. bei den Patienten in den Ansichten »Diagnosen«, »Verordnungen« und »Untersuchungen« finden, ist das Weiterspringen mit der Tabulatortaste häufig unterbunden – die Felder der Tabelle müssen nacheinander mit der Maus angeklickt und ausgefüllt werden.
Die Funktionen des Programms sind alle über die Ansichten-Menüleiste (s.u.) erreichbar. Dazu sind in dieser Menüleiste Schaltflächen (in drei Reihen) angeordnet, die mit der Maus angeklickt werden müssen. Das Springen von Schaltfläche zu Schaltfläche mit der Tastatur ist nicht möglich.

6.1.2 Programm-Menüleiste

Die Programm-Menüleiste ist die oberste Leiste, in der Ihnen einige weitere Befehle und Funktionen des Programms zur Verfügung gestellt werden.

Tab. 14: Befehle der Programm-Menüleiste (Auswahl).

Menüpunkt	Bedeutung
Datei (Windows) bzw. Ablage (Mac OS)	
Beenden	Beendet das gesamte Programm, nicht nur die aktuelle Datei; entspricht der Schaltfläche »Ende« in der dritten Zeile der Ansichten-Menüleiste
Ansicht	
Vergrößern/Verkleinern	Das aktuelle Fenster wird in der Ansicht verkleinert bzw. vergrößert
Funktionen	
Termine anzeigen	Zeigt die Termine zur Rückmeldung an, wenn welche vorliegen; entspricht der Schaltfläche »Termine« aus der dritten Zeile der Ansichten-Menüleiste
Vorgaben ändern	Schaltet in die Vorgaben um; entspricht der Schaltfläche »Vorgaben« aus der dritten Zeile der Ansichten-Menüleiste
Passwort ändern	Ermöglicht das Ändern des Passwortes in der aktuellen Datei
Drucken	Steht nur in einigen Dateien/Modulen zur Verfügung und ermöglicht den Ausdruck von Daten der aktuellen Datei
Import	Steht nur bei den Patienten und Ärzten zur Verfügung und ermöglicht den Import von z.B. ASCII-Daten in diese Dateien

6.1.3 Ansichten-Menüleiste

Die Anordnung der Schaltflächen ist in den Hauptregistern des Programms identisch. Grundsätzlich findet sich am oberen Bildschirmrand unterhalb der Programm-Menüleiste die Menüleiste, in der die meisten Schaltflächen zur Verfügung gestellt werden. Sie gliedert sich in drei Teile:

- Dateiregister
- Ansichten
- Ansichtsoptionen.

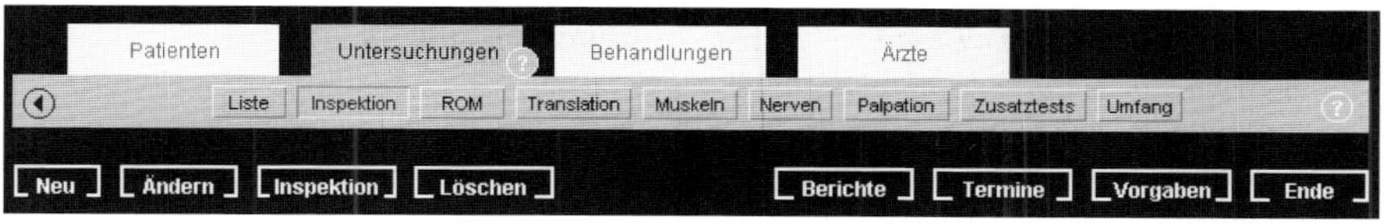

Abb. 24: Dreiteilige Ansichten-Menüleiste der Hauptregister

In der obersten Reihe findet sich das **Dateiregister.** Hier werden die vier Hauptdatensammlungen »Patienten«, »Ärzte«, »Untersuchungen« und »Behandlungen« zur Verfügung gestellt. Ein Klick auf ein Register führt dazu, dass die jeweilige Datensammlung mit ihrer Listenansicht angezeigt wird.

Nach jedem Wechsel in eine der vier Hauptdatensammlungen wird dort die Listenansicht angezeigt.

In der zweiten Reihe (gelb unterlegt) sind die Schaltflächen angeordnet, die zu den Ansichten umschalten, die in der jeweiligen Datei zur Verfügung stehen. Diese **Ansichten** sind in den Hauptdateien jeweils unterschiedlich und werden ausführlich im Kap. 1 behandelt. In **Tab. 15** sind die Ansichten der einzelnen Dateien zusammengestellt.

Tab. 15: Ansichten der vier Hauptregister des Physiomanagers

Patienten	**Ärzte**
• Liste • Detail • Vorerkrankungen • Diagnosen • Verordnungen • Untersuchungen	• Liste • Detail • Patienten • Verordnungen

Untersuchungen	**Behandlungen**
• Liste • Inspektion • ROM • Translation • Muskeln • Nerven • Palpation • Zusatztests • Umfang	• Liste • Maßnahmen

In der dritten Reihe der Menüleiste finden Sie schließlich die **Optionen**, die für die jeweilige Ansicht zur Verfügung stehen. Darunter findet sich ganz rechts sowohl eine Ende-Schaltfläche zum Beenden des Programms als auch die Vorgaben-Schaltfläche, mit der es aus jeder Ansicht heraus möglich ist, in die Vorgaben des Programms zu wechseln, um den Physiomanager individuell zu konfigurieren.

6.1.4 Zurück-Button

In vielen Ansichten findet sich links oben in der Ansichten-Menüleiste der Zurück-Button, mit dem Sie jeweils in die zuletzt angezeigte Ansicht zurückkehren können. Wenn Sie beispielsweise in die Vorgabendatei gewechselt haben, können Sie mithilfe des Zurück-Buttons direkt in die Ansicht zurückkehren, von der aus Sie die Vorgabendatei aufgerufen haben.

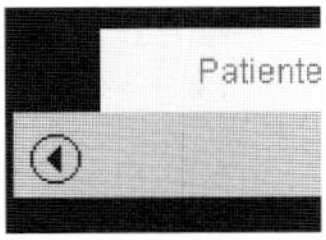

Abb. 25: Zurück-Button.

6.1.5 Auswahllisten

Alle Felder der Datenbank, in denen die Eingabe mithilfe einer Auswahlliste möglich ist, sind durch einen blauen, nach unten zeigenden Pfeil auf gelbem Grund gekennzeichnet (**Abb. 26**). Wenn der Cursor in einem Feld steht, werden die Auswahlpfeile nicht dargestellt, d.h. sie sind nur sichtbar, wenn der aktuelle Datensatz angesehen, nicht aber, wenn er verändert wird.

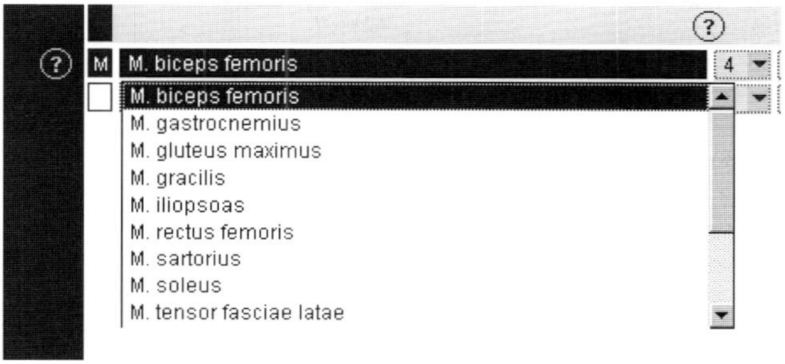

Abb. 26: Beispiel einer Auswahlliste.

Grundsätzlich gibt es zwei verschiedene Arten von Auswahllisten:

- Typ 1: Die Auswahlliste generiert sich aus den Werten, die bereits in anderen Datensätzen der gleichen oder einer zugeordneten Datei eingegeben wurden
- Typ 2: Die Auswahlliste zeigt die Werte an, die in der Vorgabedatei eingegeben wurden.

Um einen Wert einzugeben, der in der Auswahlliste nicht vorhanden ist, klicken Sie bei geöffneter Auswahlliste ein zweites Mal auf das Feld oder drücken Sie die ESC-Taste. Neue Werte werden in einer Typ-1-Liste automatisch bei der nächsten Eingabe mit aufgeführt. In einer Typ-2-Liste bleiben solche zusätzlichen Einträge dagegen zwar dort erhalten, wo sie eingegeben worden sind, sie werden aber nicht automatisch in die Auswahlliste aufgenommen.

6.2 Hilfe

An Hilfefunktionen stehen Ihnen einerseits dieses Handbuch in der gedruckten Version und als PDF-Datei zur Verfügung, andererseits aber auch das Hilfefenster des Programms. Dieses Hilfefenster wird über die Fragezeichen aktiviert, die überall in den Ansichten angezeigt werden. Zu der jeweils nebenstehenden Funktion werden dann kurze Hilfetexte angezeigt.

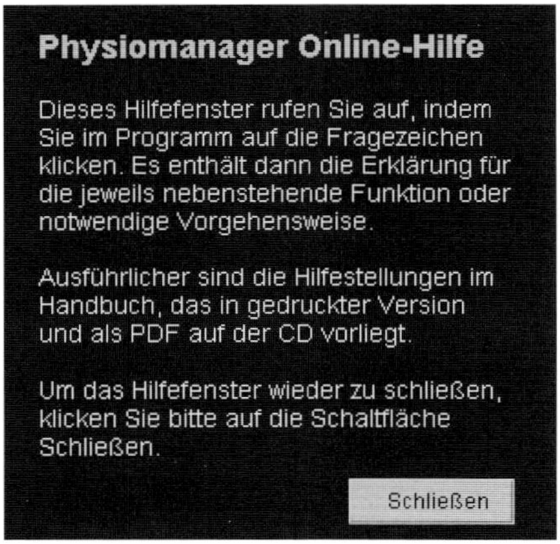

Abb. 27: Beispiel für einen Hilfebildschirm

6.3 Support

Sollten Ihnen die Informationen im Programm und auch die Texte in diesem Handbuch bei einem Problem zur Handhabung des Programms nicht weitergeholfen haben, können Sie sich mit einer Anfrage an den technischen Support wenden. Bitte lesen Sie dieses Handbuch aber vorher immer sorgfältig durch und beachten Sie bitte auch die Einträge im Stichwortverzeichnis (ab S. 71), mit deren Hilfe Sie die gewünschte Funktion vielleicht doch finden.

Den technischen Support erreichen Sie (nur schriftlich) über:

- Fax: 089 5383-889
- E-Mail: CD-ROM-Service@urbanfischer.de

Auf der Homepage des Urban & Fischer Verlags (www.urbanfischer.de) können Sie die Serviceseite aufrufen, auf der Sie einen Link zum CD-ROM-Service finden. Auf der sich dann öffnenden Seite sind die CD-Produkte des Verlags aufgelistet, für die jeweils die häufigsten Fragen und Antworten zusammengestellt sind (FAQs). Es besteht hier außerdem die Möglichkeit ein Anfrageformular aufzurufen, mit dem Sie sich an den Verlag wenden können. Der technische Support wird sich dann je nach Anfrage schriftlich oder telefonisch bei Ihnen melden. Ein direkter telefonischer Support ist nicht möglich.

Bei Anregungen zum Programm, insbesondere Erweiterungs- bzw. Veränderungsvorschlägen wenden Sie sich bitte schriftlich an das Lektorat Fachberufe des Urban & Fischer Verlags, z.Hd. Herrn Hans Reuter, Karlstraße 45, 80333 München.

7 Stichwortverzeichnis

A

B

D

Passwörter

Passwörter im Physiomanager:

- Ebene 1 = »phyman«
- Ebene 2 = »pm«

Die Passwörter sind an dieser Stelle angegeben, falls Sie das Handbuch weitergeben möchten, aber vermeiden wollen, dass jemand beide Passwörter kennt.